の

応用行動分析的支援（フリーオペラント法）

石原幸子 Ishihara Sachiko
佐久間 徹 Sakuma Toru

二瓶社

はじめに

今から一四年前、三歳直前のあいちゃん（仮名）は、さくま先生の指導する障害児の相談室に来ました。自閉症と診断された他の多くの子どもたち同様に、あいちゃんも重度の言語発達遅滞を示していて、お父さん、お母さんはとても心配されていました。さくま先生は、以前からずっと、応用行動分析を柱とするフリーオペラント法での指導を実践し、今も続けています。

フリーオペラント法は、ロバースのオペラント条件づけの原理を応用した、自閉症児の言語獲得のための行動療法を出発点にしたものです。コスト面の改善、般化の貧弱さの改善、脳障害説へのこだわりからの脱却、などを目指して辿り着いたセラピーです。

さくま先生は、多くの論文、翻訳書などを出していますが、フリーオペラント法については、『広汎性発達障害児への応用行動分析（フリーオペラント法）』（二〇一三、二瓶社）がはじめてのものです。

「障害児に関する本は、読み手が誤解しても、書き手が誤解を生むような記述をしても、障害児がその愚かさの犠牲になる。それを考えると、本の執筆は、どうしても慎重になる。しかし、障害児からたくさんのことを教えてもらいながら、それをそのまま墓場まで持っていっては、子どもたちに申し訳ない。もっと勉強して、誤解されない記述が身に付いてから本にまとめるべきなのだが、すでに日本人男性の平均寿命を超える年齢になってしまった。折に触れ、認知症のキザシを自覚するまでになっている。本を書くのはいまでしょう！」との思いで書いたものだそうです。

さくま先生は、この本がどのように読まれるか、とても心配していました。応用行動分析の行動変容力は結構強力なのです。今後さらに技術の改善が進むでしょう。それに引き替え、現在の私たちは、それを間違いなく正しく使う哲学を持ち合わせていない。本を読み、自分勝手に都合よくつまみ食いしたのでは、子どもたちは応用行動分析の犠牲者になってしまう。先生はいささか考えすぎと思われるほどの悩みようです。しかし私は、この本で一人でも多くの障害児に言語獲得をしてほしいと思っています。

相談室に来られたお父さん、お母さんに、さくま先生はことばの指導法だけでなく、子育ての知恵についてもいろいろなお話をします。たくさんの方に知ってもらえれば、障害児だけでなく、多くの子どもたちの子育てや成長に、きっと役立つはずです。

さくま先生のたくさんのことばを、きちんとした形で残すことが、あいちゃんをはじめ、相談室に通ってくれた子どもたち、保護者の方々、これから子育てをされる世代への贈り物になると思います。

フリーオペラント法によるあいちゃんの言語獲得指導の要所要所で、さくま先生のお話を挿入しながら事例報告を書きました。本書は『広汎性発達障害児への応用行動分析（フリーオペラント法）』の実践編でもあります。言語獲得指導に取り組んでおられる皆さまのお役に立つことを心から願っています。

石原幸子

発達障害児の言語獲得――応用行動分析的支援（フリーオペラント法）／目次

第一章

あいちゃんの言語指導のはじまり

上手に教えてもらうのではなく、自分の経験から学ぶ

一二月の寒い日でした。あいちゃんは、おかっぱに髪を伸ばし、お父さんにおんぶされて、お母さんとプレイルームに入ってきました。指を吸っています。お父さんに申込書の記入をお願いします。あいちゃんはお母さんに抱かれて座っています。申込書には、年齢や成育歴、それまでの相談歴などを記入します。ふっくらとして、大きめですが、まだ二歳八カ月です。相談したいことの欄には、①ことばが全くない（『アー』の声を二回ほど聞いたことがある）、②命令がわかっていない、③人と目を合わさない、と書かれています。

「自閉症と診断されたのですか？」

「はい、大学病院で診断を受け、こちらを紹介されました」

自閉症は現在では、広汎性発達障害として知られています。

「ことばの獲得は難しいかもしれないと言われました」

お父さんは少し伏し目がちです。

「ことばのない子どもたちへの指導方法はさまざまです。中には、『こっちを見ないとお菓

子をあげないよ』『アーと言ったらあげるよ』といったものもあります。また、ことばの獲得は五、六歳以降ではあきらめないといけないという専門家もいます。しかし、ことばの発達なしでは、身辺自立などができても、重度の遅れになってしまう。ここでは無理のない方法で、ことばの発達を促していきます。小学四、五年生でもことばの発達は十分に可能です。問題は、〝誰かが上手に教えなければ何も学べない〟という状態にしてしまわないことです。つまり、自分の経験から学ぶ力を伸ばしてやることです」

「自閉症や知的障害の子どもたちの指導にカードを使った訓練がありますが、ここでは遊びの中でことばや社会性を育てます。そのために、まず子どもの声に敏感に反応します。『声を出しなさい』『ことばで言いなさい』ではなく、子どもの声に大人が敏感に反応すれば、声が相手を動かすものだとわかる。基本的には大人が子どもと同じ声を出します。〝あなたの声を聞いてるよ〟ということを子どもに知らせるのです。自分が出した声と同じ声が相手から返ってくると楽しくなります。次に、楽しくなるために、大人の声をまねするようになる。自発的な模倣が活発になれば、日常生活の中で、教えるということなしで、子どもは自分で学ぶようになります」

「ことばは自分の主張なので、わがまま、甘えが大事です。〝子どもにはきちんとしたしつ

け が大事だ〟といわれますが、それは数々の悪条件をものともせずに順調に育つ強靱な力のある子に対してのこと。生活の中で叱るのは、危険行為のみにしてください。叱って言うことをきく子は扱いやすいかもしれませんが、本当の成長にはつながりません。障害を持った子の難しさは、自分で何かをしようとする力が弱いこと、何かをしたいと人に訴える力が弱いことです。訴える手段はことばが基本です」さくま先生はゆっくりと説明します。

セラピストはお母さんに抱っこされたあいちゃんのそばにいきます。初対面の人が立ったままだと怖がる子もいるので、かがんで接近します。あいちゃんの前に食品サンプルを置くとかじりつきました。あいちゃんはお母さんのカバンから好きな布を出してもらい、丸めて口に入れます。まだ発声はありません。お母さんの手を引いて、椅子から降り、棚のおもちゃの前に行ってみます。自分からおもちゃに手を出すことはしません。

「お家で話すことばはありますか？」

さくま先生はお父さんに聞きます。

「いいえ。『アー』と言うのを聞いたことがある程度です」

「お家で乾布摩擦やくすぐりをしてください。発達遅滞児には人から触られるのが嫌な子が多く、感覚的に過敏なところと鈍感なところがあります。全身を擦ってください。嫌がるところは避けて、嫌がるところと嫌がらないところの境界線ぎりぎりのところを、特に念入りに、素手でもタオルでもいいので、擦ってください。不安が減ったり、こだわりが減ったりします。またくすぐりでよく笑うようになり、発声が増えてきます」

セラピストはまたお母さんの膝に座ったあいちゃんの足を少しだけ触ってみました。嫌がることはありませんが、視線は合いません。疲れたのでしょうか、あいちゃんは膝の上で眠ってしまいました。

「週に一度しばらく通って来てくれませんか？」

さくま先生の提案に、お父さんは「わかりました」と答えられました。

こうして、小さな相談室にあいちゃんは通ってきてくれることになりました。

あなたの声を聞いてるよ

お正月が明けて、二週間ぶりにあいちゃんがやってきました。布をかじっています。汽車のおもちゃを動かし、汽笛のボタンを押しました。おもちゃに全く興味がないわけではありません。アンパンマンの電話を鳴らすと、受話器を持って、「アイ」と小さな声が聞こえました。はじめて聞いた声です。セラピストもすぐに「あい」と繰り返します。次にあいちゃんは滑り台に向かいます。滑り台を滑ったときに、くすぐりますが、なかなか声は出ません。抱っこしてジャンプしてみます。目が合って、ニコッとしますが、発声はありません。お母さんが座っている椅子によじ登ろうとするので、セラピストが抱っこで乗せてあげると、次は手を広げて待っています。座っているあいちゃんから見えないように隠れ、「あいちゃん」と呼んで、いないいないばぁのように顔を出すと、「アハハ」とはじめて大きな声を出して笑いました。顔を出したときにくすぐることを何度も繰り返すと、自分から出てきて、顔を押し付けたり、体をねじったりします。この間、かじっていた布が落ちましたが、全く気にしません。セラピストはあいちゃんからの要求にすぐに応じます。

お父さんとお母さんはさくま先生とお話です。

相談室

相談室のご紹介をします。

大阪市の西に位置する、保育園や高齢者のデイサービスも併設された社会福祉法人施設です。

キリスト教ミード社会舘といいます。

指導は、応用行動分析、特にフリーオペラント法と呼ばれている方法に基づいています。子どもの行きたい所で、やりたいことをしながら、ことばの発達を促します。不適応行動も遊びの中で対処します。

子どもと遊ぶ担当者を固定する方が効率がいいように思えますが、人が代わるとできていたことができないという問題が出てきます。そのため、人との関係もバリエーションを持たせ、いろいろな人が担当するようにしています。

指導は、週に１度、１時間が目安ですが、プレイルームから園庭やプールに行く子、隣接した大きな公園に行く子もいて、時間は厳密ではありません。

１週間の子どもの変化と問題をお母さんたちから聞き、さくま先生が答えていきます。さくま先生は、子どもに直接、接しません（ご高齢なので）。

子どもと同室でしているので、お母さんたちに、何が行われているのか、わからないようなことはありません。

指導が終わると、記録を書きます。

心理相談室の中には高額な相談料が必要なところもありますが、ここは社会福祉法人が運営していることもあり、比較的低料金です。

社会福祉法人 キリスト教ミード社会舘
本舘 〒532-0028 大阪市淀川区十三元今里1-1-52
電話 06-6309-7121（代表）
http://www.mead-jp.com/

「ことばについて、もう少し詳しくお話しします。ことばは自分の声に対して相手から反応が返ってくるから発達します。その時、子どもを理解しようとする気持ちがマイナスに働いてしまいます。つまり、子どもの顔を見たり、目の動きを見て、〝嬉しいのかな〟〝これが欲しいのかな〟と考えていると、子どもの発声を聞き逃してしまう。子どもにとっては、声が無視されていることになる。ことばに敏感になって、〝あなたの声を聞いてるよ〟ということを子どもに伝えるにはどうしたらいいでしょうか。子どもが、『アアア』と言ったら、『ああ』と答えれば、自分の声が相手に伝わっていることが、子どもにわかる。これが、音声フィードバックです。音声模倣ともいいます。これをここだけでなく、生活の中でもしてもらえたらと思います。理由はよくわからないのですが、子どもは自分の発声と同じ発声が相手から返ってくると、楽しい気分になります。軽い躁状態を示します。何度も繰り返すと、楽しくなるために、次に、自分の方から大人と同じ声を出すようになります。動作に関しても同じです。動作模倣と呼んでいます。自発的に発声模倣をするようになると、ことばの発達がはじまります。これを絵カードなどで発声を強要すると、必要以上に力の入った声になることがあります。余分な力の入っていない声はコントロールしやすい声になり、発話獲得の重要条件です」

このお話の途中で、あいちゃんの笑い声が聞こえ、お父さんたちもあいちゃんの様子をじっと見ています。プレイルームには水場があります。水を出して、スポンジを絞ってみるとあいちゃんも触ります。セラピストもすぐに水を出します。この後ずっと、水を出す、スポンジを絞る、を繰り返しました。セラピストは一切指示を出しません。

さくま先生のお話が続きます。

「ここでは叱ることはほとんどありません。お家でもできるだけ叱らないで、好きなことをさせてください。叱らないとわがままな子になると思われていますが、わがままは、後でいくらでも修正できます。ことばの発達を最優先にしましょう」

さくま先生のことばにお父さんとお母さんはうなずかれました。ただ、このことは思ったより大変です。それをお父さんとお母さんはこの後ずっと守って下さいました。

三度目に来所したあいちゃんは、入るとすぐに床に置いてあった汽車を見つけ、汽笛を何度も鳴らします。セラピストも同じ汽車をもうひとつ持ってきて、一緒に鳴らします。少し足に触ってみましたが、無表情です。お母さんの膝に抱かれに行きました。滑り落ちるので、支えてやります。隠れて、顔を出し、くすぐるとこちらの顔を見て、先に笑いはじめました。座りながら、笑い声の他に「アー」「ウー」と発声します。セラピストもすぐに「あー」「うー」と返します。くすぐると、何度もセラピストの手を持って、要求します。

一週間の様子をさくま先生がお母さんに尋ねます。

「声を出すことが増えました。でも、トースターを触ろうとしたり、危ないことをすることも増えて、困っています」

「小さなケガを必要以上に避けない方がいいです。危険を回避する行動は、抽象的な会話で理解できるものではありません。実際に痛い思いを経験して、危険の理解が出来上がります。子どもは小さな火傷を経験すれば、火に近寄らなくなります。ケンカをしていたり、少し興奮するとブレーキが利かなくなりますが、小さなケガを何度か経験していると、ちゃんとブレーキが利きます。大きなケガを避けるためには、小さなケガの経験が必要です。大きな火傷をする状況かどうかを判断してください。バンドエイドの範囲と思ったら、傷の手当てをしてあげてください」

あいちゃんが、体を触るのを嫌がらないので、抱っこをしてみました。少し笑顔が出ます。トランポリンに行き、手をつないでジャンプします。セラピストの顔を見ています。「アキー」と大きな声が出ました。すかさず、セラピストも「あきー」と返します。滑り台に向かいます。降りてくるのを待ってくすぐると笑い声が出ます。トランポリンと滑り台を四、五回繰り返し、最後はトランポリンに座ります。「イチョー」「イヤー」「ヘジー」とたくさん声が出るので、セラピストも同じ声を出しながら、あいちゃんの声に合わせて、トランポリンを飛んでいると「アー」「イヒー」「トフ」と必ずその度に、発声があるようになりました。体力が持たないので、もう一人のセラピストと交代します。同じように発声が続きます。今日はとてもたくさん声が出ました。

よくわからないけれど、こうしたほうがよさそうだ（知恵）

二月に入りました。四セッション目です。あいちゃんが来た時に、ちょうど他児が帰ろうとしていました。その時、手を振りました。バイバイでしょうか。「すごい、すごい。バイバイやね」と褒めました。おんぶをしても嫌がらないので、すぐにトランポリンに行きます。おんぶのまま飛んでいると「ア、ア」と声が出ます。その声に合わせて、ジャンプします。

降りて、お母さんの膝に座ります。指を吸っています。セラピストは床にボウリングのピンを立ててみました。あいちゃんは手でなぎ払い、セラピストにピンを差し出します。立ててほしいのだと思い、また並べます。セラピストに要求が出はじめました。アンパンマンの電話を押し、セラピストの指を持って、押させます。何度も繰り返してから、「ハーイ」と声が出ました。「ハーイやね」とセラピストもまねします。くすぐると、今度は自分からセラピストにくっつきに来ました。こちょこちょくすぐると、笑いながら、「ウエー」「フーン」「オエー」とたくさん声が出ます。セラピストはくすぐりながら、全ての声をまねします。あいちゃんはお母さんの所に戻ります。目が合うので、こちらを見たときにくすぐると、さらに「イアー」「ハー」「ウーン」と声が続きました。「アネー」「アブー」と喃語様の発声で、声が途切れることがありません（くすぐりに関しては、『広汎性発達障害児への応用行動分析（フリーオペラント法）』くすぐり刺激 p.86 参照）。お茶を触るので、「飲む？」と聞くと手をあげました。コップに入れてみましたが、飲みませんでした。机の上に紙とボールペンがありました。ぐるぐると殴り書きをはじめました。「上手、上手」と褒めます。セラピストがマジックを出してみると、好きな色を取って、丸を描いて、きちんとキャップを閉めました。他の子がプレイルームから出て行きました。あいちゃんはドアを閉め、手を振っています。やはりバイバイをしています。「バイバイしてあげたね」と伝えます。水場に行き、スポンジを取って、水を含ませ、絞る時にセラピストの手を取ります。何度もセラピストの手を取って、水で遊び続けます。こうして、遊んではお母さんの所に戻ることを繰り返しました。お帰りの時間です。セラピストが「ばいばい」と手を振ると、あいちゃんも手を振ってくれました。

指導のあとには、さくま先生から私たちにいろいろなお話があります。例えば、教育・学習についてこんなお話がありました。

「教育現場では〝よくわからないけれど、こうしたほうがよさそうだ〟という素朴な経験主義が通用しない時代になっています。教科書は人間が獲得した知識や技術を寄せ集めただけのもので、世の中は、わからないことだらけです。それでいて、よくわからないということは、軽蔑の対象になる。わからない↓叱責、の連鎖が繰り返され、わからないことに直面すると、耐えられない不安に襲われる。初等教育、中等教育、高等教育の一六年間、我々はわからないことに対して、冷静でいられないおかしな特性を身に付けてしまった。

一番わからないのが人間自身です。子どもはどのようにしてことばを獲得し、意志を持つようになるのか、確かなことは何もわかっていない。赤ちゃんの成長に関して大学の教科書では、A博士は〇〇、B博士は××、C博士は△△、と仮説の行列ばかりで、確かなことは皆目わかっていない。とどのつまり、子育て、教育の本質はよくわからないけれども、なんとなくという作業です。子育ては科学や技術ではなく文化の一部。生活スタイルや人と人との付き合いといった文化は、その時代、その時代で受け継がれ、世代交代の中で創造されてきたものです。科学に頼ってやるのではなく、〝よくわからないけれどこうする方がよさそうだ〟の積み重ね（知恵）です。科学の発達で知恵が不要品になったとわれわれは錯覚している。人は、人の成長は、科学が通用しない。社会が複雑になっているのだから、人に関するたくさんの知恵を生み出さないといけないのに、科学の進歩に目がくらんで子育てに関する知恵の蓄積を忘れていた。ここに教育の悲劇があるように思います。人間の成長も科学的に説明しようとする試みがたくさんあるが、試みだけで有効な結果が出ていない。大脳生理学に基づいた人間の心の働きの説明は、わかったような創作物語にすぎず、そこから脳障害だといわれている自閉症児の問題解決は出てこない。知能についての研究成果として、知能検査が作られているが、断片的に記憶や図形の認知を問答式で調べているだけで、正確な測定は不可能です。誤差が大きくて、検査とは呼べないシロモノです。発達についても、その順番を整理して記述してはいるが、なぜそうなるのかはわからない。ことばの発達も喃語から一語文、二語文と順番はわかっても、なぜ？　はわかっていない。頭の中に言語獲得装置があって、豊かな言語環境さえあれば発達するといわれているが、期待通りに発達しない場合にどうすればいいのかがいっこうに明らかでない。健常児はどうやってことばを獲得しているのかがわかっていなくてもことばを獲得します。無言語の子どもに言語獲得を成功させたのは、科学の発達の成果ではない。私たちは、新しい知恵をつかんだのです」

人と同じことをすれば楽しい

二月の終わり、六セッション目になりました。お父さんとあいちゃんがやって来ました。小さな布を持っています。布を机の上に置いて、洗面所に行きます。やかんに水を入れています。セラピストがコーヒーの粉を少し入れてやると、茶色になった水をコップに移し替えます。また水を入れて、セラピストにやかんを差し出します。またコーヒーを入れてやります。その水をコップに移し替えます。セラピストの手を引くので、ゆっくり粉を入れてやります。

あいちゃんはセラピストへの要求が増えてきました。水場で水を出すよう、セラピストの顔を見る、手を引っ張ることが続きました。ただ声は、終了間際に「トン」という発声があったただけでした。

「お家での様子はどうですか？」さくま先生が尋ねます。

「声に耳を傾けるようにしていますが、まだはっきりしたことばは出ていません。なるべく教えないようにしていますが、しつけはしなくていいのでしょうか？」

「幼児教育には、子育てについての間違いがたくさんあります。しつけについてもそうです。〝きちんとしつけないといけない〟と本にも書いてありますが、本当にそうでしょうか？しつけの強調は、私たちは、育児迷信と考えています。専門家の多くは、しつけが重要で、きちんとしつけなければ出来損ない人間になると考えていますが、国や文化レベルでしつけの中身はばらばらなんです。そうした所で出来損ない人間だらけという事実はありません。しつけが不可欠という根拠はないのです。また、しつけをして子どもがその通りしてくれると、親は嬉しくなり、しつけ熱心になります。しかし、子どもにとっては、実体験で学ぶべきことが、実体験前に教えられるので、実体験から学ぶ力が貧弱になっていきます。実体験が歪められてしまうこともあります。しつけや教えることはプラス効果だけと思いがちですが、マイナス効果が大きいものです。

指導の記録

「教育や福祉の現場では、伝統的に従事者の主観的納得、主観的理解が重視されています。

例えば、障害児が噛みつくのは、親に対する無意識の憎悪や敵意を問題にし、場合によっては、脳障害に原因を帰属させたりしている。いずれも説明にそれなりの説得力があっても、問題解決に貢献しません。なるほど、と思うだけです。具体的な行動変容が生じなければ、無意味です。

また、エビデンスベイスト派のようにデータ至上主義の一事例実験デザイン法も私たちは使いません。

記録は、単純な発声頻度、発語頻度のカウントだけです。具体的に問題の解決が進行しているかどうかを確認するためです。“ことばの発達がない”“ことばの発達が進んでいる”、この白か黒かの違いは統計の必要はなく、疑問の余地はない。

生活の中で言語獲得が進んでさえいれば、ことばの数が３語から10語になり、１語文から２語文へ、センテンスへと進み、語彙数が順次増加し、言語獲得は時間の経過を待てばいいだけだからです。

ここは民間施設であり、親たちや地方自治体からの浄財で運営されている質素な施設です。結果の良否に影響しないベースラインの測定その他に時間と手間をかけるべきでないという使命を持つところです」――さくま

〝社会性を身に付けることが大事〟ともいわれています。その通りです。しかし、社会性は教えるに教えられないものです。〝ケンカしてはいけません〟と教えると、その子は仲直りの仕方が未経験になってしまいます。社会性が育つ基本原理は、一人で好きなことをしているよりも、誰かと一緒にやる方がはるかに楽しいという経験です。そのスタートは両親と一緒が楽しいということです。そして、一緒が楽しいの基本は、二人が同じことをすることです。相手と同じ行動をすると、同じ気分を経験します。その蓄積が相手の心の理解能力になり、場の雰囲気の理解につながります。反社会的な行為はその瞬間に楽しさが消失し、社会的に好ましい行為は楽しさが維持される。行動論的にはこれは分化強化と呼ばれますが、そうした経験を大量に積み上げて社会性が育ちます。親は歩けない乳児の頃から、子どもが笑うと一緒に笑い、手をぱちぱちすれば、『あら、パチパチね』と同じことをする。子どもも親の顔を見て、同じ動作、同じ声を出している。あまりにも当たり前すぎるので気づかないが、それをたくさんやれば、コミュニケーションのとれない子どもでもとれるようになる。ここでは、子どもと同じことをして楽しく遊びます。物を壊したり、自傷行為をすれば、楽しい遊びが中断する。人と楽しく遊べるようになれば、叱らなくても、教えなくても、遊びの中で社会性を獲得していきます。社会性は生の経験の蓄積でしか育ちません。教育、しつけで育つものではないのです。

ことばも同じです。〝大人が語りかけなさい、たくさん喋りなさい〟と幼児教育ではいいますが、まず、子どもと同じ声を出し合いなさい。子どもは声を出すと、相手から同じ声が返ってくるので楽しくなる。楽しくなるので、積極的に声を出すようになる。声に意味が含まれるともっと楽しくなる。これが言語獲得の基本メカニズムです。〝大人が語りかけなさい、たくさん喋りなさい〟は〝大人はいい聞き手になりなさい、模倣の返事をしなさい〟に切り替えるべきです。

あいちゃんにはもう少し先の話ですが、ことばの発達は最初から正しいことばを使いません。それを大人が直すと、子どもは直されないように言うようになります。ことばの訂正の効果があったように感じますが、子どもは直されない保証済みのことばにしがみつくようになったのです。新しいことばの獲得にブレーキになります。新しい行動レパートリーの獲得には間違い、下手くそが上達の入口です」さくま先生はいつものように、ゆっくりとお話しされました。

ことばの発達が最優先

三月に入っても、あいちゃんは水遊びをしています。七セッション目の来所です。洗面所からやかんに水を汲んできては、コーヒーの粉末を入れ、コップに移します。「ハイ」「ハイ」と声が出ます。セラピストもまねをします。あいちゃんは水を口一杯に入れ、コップに吐き出します。出して、また口一杯にします。コップから溢れても、私たちは叱ったりしません。セラピストがコップの水をストローで吹いてみました。あいちゃんも同じようにストローで吹きました。床が滑りそうだったので、セラピストがモップで床を拭きはじめました。あいちゃんもモップを持ってきました。「すごい、すごい、お掃除手伝ってくれるのね」と褒めました。「エイ」と声も出ています。セラピストが抱っこしてジャンプするとよく笑います。「シー」「アハー」などの発声が出ています。全ての声を返し、あいちゃんの発声の後にジャンプします。しばらくすると、眠たくなり、お母さんの所に戻りました。

お家では口に含むものが布からペンギンのぬいぐるみに移り、好きな色も黄色から水色に変わったそうです。ただ好き嫌いがひどく、野菜を食べないようです。

さくま先生は言います。

「食べられないものは、模倣の指導を受けていると、食べている母親の模倣でいつかは自発的に食べるようになります。具体的に栄養障害が起きていないなら、模倣行動が活発になれば、みんなが食べているものを自分も食べるという行動が必ず出るものです。偏食は、アレルギーが原因の場合がありますが、健康が維持されていれば、大目に見るべきです」

あいちゃんは知的障害児の通所施設に通っていました。お母さんからこんな話がありました。あいちゃんが園で、給食の時間になると自分のコートを持ってきて玄関に行き、帰ろうと引っ張るのだそうです。あいちゃんが給食を食べる時、寝っ転がって食べるので、先生がそれをとがめて「ここで食べたらだめよ」と叱っているそうです。お家では、ジュースをコップに入れるとストローを自分で持ってくるようになったとか、お友だちと遊んだりするようになるなど、成長が見られるようになりました。新しいことを学ぶために園に通いはじめましたが、園の決まりを守らない行為は許してもらえません。それに対して、私たちのやり方は、しつけを重視する一般的で常識的なやり方ではありません。ことばの発達を最優先にしています。

「現場は、〝きちんと教える〟〝暖かく見守る〟の矛盾関係が未整理のまま混乱していて、発達の見通しを持っていない。この矛盾関係を両立させるテクニックが現場に伝わっていないことが今、一番の問題です。あいちゃんのように、大人があいちゃんの一挙一動を模倣して、あいちゃんから模倣行動がどんどん出てくるようにすれば、模倣が誘発されやすいモデルを呈示するだけで問題は解決するはずです。自発的模倣行動が強くなって、お友だちの模倣をするようになれば、特別な指導なしで、着席して食べるようになるはずです。

視覚障害児には点字や白杖の教育など障害に合わせた指導をする。聾児には手話をはじめ、障害に合わせた指導をする。自閉症児、発達遅滞児、言語障害児に対しても、同じように、それに合わせた指導をすべきです。視覚、聴覚の障害ほど一律にはできないだろうが、みんなと一緒の行動ができないという困難を持つ子どもに、一緒の行動ができるようになる指導を抜かして、なぜ他児と同じように行動することを強制するのだろうか？　障害児を専門にする指導者たちの認識不足はまだまだ深刻です」さくま先生のお話です。

がまんする子どもは親や指導者が楽なだけ

三月の終わりになりました。八セッション目です。あいちゃんは来所してすぐに、水道に行きました。スポンジやコーヒーの瓶に水を入れて遊びます。この頃のあいちゃんは一人で遊ぶ時間も長く、遊びも感覚刺激的な水遊びが多かったのですが、抱っこしてトランポリンを飛んでやると笑いながら「ウエー」「デジジジ」「ムーン」「アーン」と必ず声を出してくれました。セラピストは声の模倣と声に合わせてジャンプすることを繰り返しました。

さくま先生はお家での様子を聞いています。

「なるべく好きなことをさせていますが、家で遊んでいて、『ご飯の時間だよ、おしまいにして』と言うと、『アー』と嫌だと伝えてきます」お父さんが言われます。

「嫌だという気持ちは、自我が発達すれば当然出てきます。その時、可能な限り従ってあげてください。嫌を認めてやると今後の子育てが全く違ってきます。思春期に子どもが暴れるのは嫌だを認めてもらってこなかったからです。暴れたときに認めてもらえる。その積み重ねで暴れるようになるのです。しかし、全部を認めるわけにもいかない。その時にはダブルアクションでいきます。嫌だを無視しない。一度アクションストップをします。『嫌なんだね』と言って気持ちを受け止める。一番つらいのは気持ちを無視されることです。嫌な気持ちを受け入れてもらうと、精神的に楽になる。次に、理由が理解できてもできなくても、きちんと説明し、『でもしなければいけないのよ』と言ってすべきことをきちんとしてください。

この手は乱用厳禁です。効果がすぐになくなります。現在あいちゃんは、人よりも物の方が大事な段階です。まもなく、お父さんやお母さんがもっと大好きになれば、『嫌』と言って、お父さんたちが悲しそうな顔になれば、一応思い通りになっても、お父さんたちの悲しそうな顔の方がもっと嫌で耐えられなくなる。わがままにブレーキがかかるようになります」

がまんについて、お母さんたちからよく質問があります。

「〝がまんしなさい〟と大人は言うが、がまんは大人にとって便利なだけで、子どもの発達にはマイナスにしかなりません。欲しい、したい、をがまんさせられると子どもはイライラがつのるばかりです。それがたび重なると、耐え難くなり、耐える手段として欲望放棄が生じます。この状態を心理学では学習性無気力（learned helplessness）と呼んでいます。文字通り、助けも求めない状態を学んでしまう、という意味です。わがままは、いけませんというバリアーを乗り越える行為です。困難があっても、あきらめずに初志貫徹するのがわがままです。その手前であきらめるのががまんです。行為の目的が合理的だと困難の克服と呼び、目的が反社会的だとわがままという。行動の図式は同じなのです。幼い子どもや障害児に目的の合理性、不合理性の判断は無理なので、最初の段階はわがままに育て、順次、目的達成の合理的手段を学んでいくべきです」

おもちゃについて、こんなお話もありました。

「おもちゃはどれだけ買ってやったらいいのでしょう?」他のお母さんが質問されました。

「お家の経済状況で買ってやったらいいのです。おもちゃは人の代用品です。人と楽しく遊ぶのが好きになれば、子どもはおもちゃよりも人を選ぶようになります。高価なおもちゃで一人で遊ぶよりも、だれかと一緒に遊ぶのが楽しくなれば、人と遊ぶ時間が増えてきます。大事なのは人と遊ぶのが好きな子どもにすることです。代用品は代用品でしかなく、子どもが最も欲しているのは、高価なおもちゃではなく、遊んでくれる大人です」

成長日記をつける

四月、九セッション目になりました。あいちゃんはお母さんと入室し、お父さんは敷地の外に止めた車の中で待っていました。来所したあいちゃんはお母さんの手を引っぱって水道で遊びます。しばらくするとまたお母さんの手を引っぱって入り口のお父さんの車に向かいます。お父さんに抱っこをせがみます。そのまま再度入室します。お父さんがおんぶして、図書室（小さな図書室です。本の置き場で、利用者が滅多にいないので、プレイルームの延長になっています）に行ってみます。セラピストが追いかけて背中をくすぐると、振り向いて笑いました。セラピストがお父さんの代わりに抱っこしても嫌がりません。ジャンプすると「ウフ」「アグ」と声が出はじめます。セラピストも同じ声を出しながら、声に合わせてジャンプします。本を棚から落として遊びます。プレイルームに戻りました。水場でセラピストの手を持って水を出すように要求。出してやるとコップに水を入れました。それを机に並べます。ストローで吹いて遊びます。セラピストも同じように吹いて遊びます。ずっと立っているので、セラピストの膝に座らせます。嫌がりません。セラピストが椅子ごと反り返る遊びをはじめると、あいちゃんも足で机を蹴って笑いながら反り返り遊びをはじめました。この後は、ミニバイクに乗る、トランポリンを飛ぶ、滑り台を滑ると活動的に遊びます。滑り台で滑り、頭をぶつけると「ア、ア」と声が出ます。「エヘヘ」と笑い声も出ました。お母さんの膝に座るので、目が合った時にセラピストがくすぐると「イヤー」「アハ」「ンダ」と大きな声もたくさん出ます。セラピストもすぐに同じ声を返し、声に合わせてくすぐります。人と一緒に遊べる時間が少しずつ増えてきました。

フリーオペラント法 ── その1

「無言語の自閉症児に言語獲得の道を開いたのは、1970年頃のロバースです。カルフォルニア大学の教授で、当時、世界中から注目を浴びました。しかし、子どもは連日、ロバースのセラピールームに親子で通い、週に30時間も訓練を受けるものでした。

若い頃、ロバースの本を読んでいて、訓練時間の長さにびっくりし、指導の人件費の概算をしてさらに驚き、日本でこんな事はできないと思いました。それが、フリーオペラント法を思いつくきっかけになりました。

そして、この訓練時間の長さには基礎理論の応用の仕方に欠陥があるはずだと考えました。どんなに障害が重症でも、自分の経験から学ぶということをするはずです。野生の動物はみな、指導者なしで、生きる術《すべ》を学んでいます。

そんなに長時間の指導は明らかに非能率的です。

家庭でも強化随伴性が維持され、模倣行動の自発性を高める操作を加えると、1週間に1時間の指導で、遜色のない成果を出し得ることがわかったのです。

セラピー関係では、能率について議論されることはほとんどないようですが、セラピーは趣味、道楽の類ではなく、仕事です。能率を考えるべきです。

学ぶ力の弱い動物に教えるには、コツや技術が必要です。私たちの指導の拠り所は、動物実験の成果である行動分析です。指導のポイントを動物から教えてもらったのです。

そのために、初期の頃には、障害児を動物扱いしているとの批判がひどかった。

しかし、ことばの発達指導が絶望的だった頃、ちゃんと言語を獲得させることと、獲得できないままにしているのと、どちらが人間的か、議論の余地はないはずです」──さくま四月の中旬、一一セッション目です。お父さんと入室です。靴と靴下を脱ぎます。あいちゃんは皮膚の刺激に敏感で、お家でもよく服を脱ぐようです。水道に行きました。蛇口にセラピストの手を持っていき、出すことを要求します。セラピストはすぐに出してやります。しばらく紙を水につけて遊びましたが、一〇分ほどで、トランポリンに向かいます。セラピストが抱っこして飛ぶと笑い声が出ます。降りてコーヒーを見つけました。カップを自分で出して、コーヒーを入れます。ポットを見つけ、「ン、ン」とお湯を要求します。水を少し入れてやるとコップに入れ、コーヒー水をぶくぶくします。セラピストもまねをします。「アア」「ウウーン」と声が出ます。お父さんがあいちゃんの写真を携帯で見ていると、あいちゃんも写真に触って、「フンフン」と声を出します。お父さんに抱っこされ、携帯を触ります。セラピストが自分の携帯から「あいちゃんですか?」と話しかけると、「ハイ」と答えました。「オーワオーワ」と笑います。ここで、他児が入室しました。その子がトランポリンを飛ぶのを見て、あいちゃんも飛びに行きました。ピアノに行きました。フタをセラピストが触ると手で払います。自分でやりたいのでしょう。鍵盤を叩いて、セラピストの顔を見て、笑って拍手をしました。もちろんセラピストも「上手、上手」と拍手をします。滑り台を昇って、滑ることを繰り返します。セラピストも昇って滑ります。楽器の入ったケースを見つけ、タンバリン、太鼓、マラカス、鈴を出して、机に並べ、棒で叩いていきます。トランポリンにまた行きました。セラピストが抱っこして飛ぶと「アウー」「キャー」とたくさん声が出はじめました。止まると体を揺らし、飛ぶことを要求します。何回も要求しました。最後はお父さんの膝に座って、携帯を笑いながら触ります。

「台所で勝手に遊ぼうとするので、ついつい叱ってしまいます」お母さんからの質問です。「記録をつけてください。成長日記。毎日でなくても、気が付いた時に記録をする。メモだけでも自分の目で見たことですので、読み返すと細かなことまで思い出します。子どもの成長ぶりがわかります。親の願いは、少しずつでもいいので成長して、幸せになってほしいということです。成長を確認できれば、少し問題があっても怒らずにすみます」

このお話もあり、またお家での変化を確認するためにも、あいちゃんのお母さんは成長日記をつけて下さることになりました。

四月の下旬、一二セッションになりました。随分暖かくなりました。あいちゃんは水場で水を溜め、手を突っ込みはじめました。水を容器に移し、トイレに流します。水道を出してほしい時には必ずセラピストを見ます。ただセラピストが少しでも遅れるとすぐにあきらめてしまいます。プレイルームに戻りました。ビデオテープを見つけましたが、高い所にあり、椅子を持ってきます。セラピストに取ってと要求しません。取れないと「アイー」「アイー」と怒り出しました。お母さんの手を取って外に行きます。「家でもかんしゃくがひどいです」とお母さんからの報告です。またプレイルームに戻ったので、セラピストが抱っこをしてみます。そのままトランポリンで飛んでやり、止まると足でドンドンと飛ぶことを要求します。発声も「アウー」と出はじめました。

さくま先生とお母さんのお話です。

「最近鏡に興味があるのか、よく鏡の前で自分の顔を見たり、踊っています」

「鏡を見ることは、自分という意識が育ってきたからです。子どもの成長、発達にとって大事なことです」

「名前を呼んでも反応が鈍いので、わかっているのかなと思ってしまいます」

「今のあいちゃんの状態は、少し時間がかかりますが、自分の名前に敏感に反応するようになるはずです。大人があいちゃんのまねをしてあいちゃんを楽しませているだけで、あいちゃんは、物より人に対しての興味が強くなるはずです。呼びかけにも敏感になります。物と人との意味合いが今から切り替わってきます。気に入った物で遊ぶ。そこに大人が加わると一人で遊ぶより面白くなる。それが繰り返されると、好きな物よりも好きな人の方が重要になります。物よりも人の方を優先させるようになります。一緒に楽しく遊ぶことを続けているだけで問題は解決します。しばらく時間が必要なだけです。」

「親なので遊んでやりたいと思うのですが、水で遊びだすと、熱中のあまり、私が目に入らないようなのです」

「子どもの気持ちは、理解できたら理解すべきでしょうが、無理すべきではない。自分の子どもであっても、自分自身ではないのです。それを無理に理解しようとすると、真実から遊離した作り話を作ってしまいます。勝手な作り話で理解したつもりになると、大きな判断間違いのリスクを抱えてしまう。わからない時にはわからないとして、子どもの行動をじっくり観察することを繰り返すべきです。最後までわからないままのこともありますが、観察を続けているとわかってくる場合もあります。あいちゃんはたぶんお母さんが目に入らないくらい水に没頭しているだけだと思います。お水に没頭しているのですから、あいちゃんの没頭をそばでお手伝いしてください」

あいちゃんとセラピストはおもちゃの棚に行ってみます。ギターのおもちゃを目の前に置いてみます。あいちゃんが触るので、電池を入れてみると、ピンピンとはじきます。おしゃべりも「アイダー」「ダギドー」と喃語様です。セラピストもすぐに模倣します。他児が本物のギターに触ると、あいちゃんも触りに行きました。他児の様子をよく見ています。バケツから小さなボールが一個ずつ出てくるおもちゃを持ってきて、自分でボールをバケツに入れはじめました。おもちゃで遊ぶ時間も少しずつ増えてきました。

今日は、「呼んでも振り向かない」ことについて、さくま先生からお話がありました。「呼んでも振り向かないので、振り向いたらクッキーを与える、というようなことも行われているが、食べ物で強化すべきではない。振り向いても食べものがないと、すぐに消去してしまう。あいちゃん！↓お手伝いしてくれてありがとう、あいちゃん！↓リンゴ食べよう、あいちゃん！↓そんなこととしてはだめよ。名前の次に楽しいことが続きます。名前の次に嫌なことが続きます。この例では二対一です。名前の次に楽しいことが続く回数が多ければ振り向くようになり、名前の次に嫌なことばかりが続けば振り向くのが嫌になります。わかりやすく回数で説明しましたが、楽しさの程度、嫌さ加減が重要であって、実際は回数ではない。現在のあいちゃんなら、『あいちゃん！』と呼んで振り向いてくれたら、にっこり笑って、『振り向いてくれたね』と言うだけで、きちんと振り向いてくれるようになるはずです」

療育は科学か？

五月は連休があり、第二週目からです。一三セッションです。二週間以上空いたのに、来所したあいちゃんは、おもちゃの棚に椅子を持っていき、前回遊んだバケツのおもちゃを取り出しました。出てきたボールを自分でも集めます。他の子も来所し、ジュースを飲んでいます。あいちゃんも欲しいのでしょう。その子のジュースを手に取ります。お母さんがあいちゃんのジュースを出してくれました。ストローからジュースが溢れたので、ティッシュで拭くと、そのティッシュを口に入れて吸います。時々セラピストの方を見て笑うので、コチョコチョとくすぐってみます。大きな声で笑います。抱っこして、トランポリンに行きます。「アフー」「イググー」とさかんに声が出ます。声に合わせてジャンプし、同じ声を返します。やめると足でドンドンと飛ぶことを要求します。降りると水場に行きました。蛇口にセラピストの手をのせます。水を出してやります。洗剤があり、泡を作ってやりました。「イフイヒ」とよく声が出ます。洗剤で一〇分ほど遊ぶと滑り台に行きました。セラピストの手を持って、滑る面を下から走って登ります。また手を持って駆け下ります。何度も繰り返します。今度は幼児用のバイクに乗って滑る面を登ろうとします。セラピストが押してやります。やりたいことがたくさん出てきました。時計が読めないのに、きちんと一時間でお母さんの手を取り、帰ります。

あいちゃんはよく笑うようになり、セラピストへの要求もよく出ています。ただ発声の種類はそれほど多くありません。

お家での様子を日記で見せてもらいます。あいちゃんがなるべく好きなことができるようにして下さっているのがわかりました。

四月二八日：冷蔵庫から生卵を出して割っていた。一パック全部を割ってしまった。黙って見ていた。

四月三〇日：スーパーでお菓子を取ろうとした。「だめ」と手を取って行こうとしたが、ひどく怒り出したので、お父さんが抱っこで外に連れ出した。外に出たらすぐに泣き止んだ。

五月二日：冷凍庫のアイスクリームを椅子に乗って取って食べ、全部食べないうちに新しい

フリーオペラント法 — その2

「フリーオペラント法の大きな特徴は、言語理解に関して完全手抜きで進めることです。

これまでの言語に関する基礎研究では、言語能力は言語理解と言語表出の二面からできているとされています。しかも、言語理解の発達が先行し、その後追いで、言語表出が発達するといわれてきました。

しかし、言語発達遅滞児たちは、逆を示しています。言語理解はかなりいいのに言語表出がゼロ、あるいは、かなり悪いという子たちが大勢いる。それに引き替え、言語表出が良好な子どもたちに言語理解が悪い子どもは一人もいない。言語表出レベルに相当する言語理解を持ち合わせている。

この目の前の事実に注目するならば、言語発達促進の指導は、言語表出の方に注目すべきであり、言語理解は手抜きでいいことになる。

事実、30 歳代半ば頃、フリーオペラント法で音声模倣を形成しただけで、家庭で自発的に単語が出だす子どもを幾人も経験し、以来、言語理解を完全手抜きでやっています。その方が経過がいいのです。

障害児指導に模倣行動を取り入れる研究が内外に少しずつ出はじめています。モデルを示し模倣を誘導して強化子を随伴させるという手続きです。

1970 年代はじめに模倣を取り入れたわれわれとしては嬉しい限りですが、それよりも、ここで紹介しているように、子どもの発声、子どもの動作をセラピストが模倣して子どもの模倣行動の自発を待つ方が、手間はかかりますが、はるかに良好な自発的模倣行動が出てきます。

あいちゃんも、ことばの意味に関しては一切教えるということなしです。化粧品会社のホームページを見て漢字をお母さんにたくさん聞きましたが、誰も積極的には教えていません」——さくまのを取って食べた。黙って様子を見ていた。

五月五日：『ひとりでできるもん』（ＮＨＫ教育テレビ）を大喜びで見ていた。ピョンピョン飛び跳ねていた。

五月七日：ホームセンターに入るなり走り出して、シャンプーが並んでいるのを座り込んで見ていた。ずっと見ていた。

五月九日：お兄ちゃんと友だちがテレビゲームをしている中に入り、スイッチを切ったり、お友だちの膝の上に座ったりしていた。そのうち、お友だちのゲームを触りたくて取ろうとした。「あいちゃんの違うよ」とやめさせようとしたが、泣きわめくので、抱っこで連れ出そうとしたが、どうしてもだめで、お兄ちゃんのを渡すと投げてしまった。「あいちゃん、なにしてるの！」と大きな声で言ってしまった。

さくま先生は発達検査についても、よくお話しされます。

「発達検査では、できないこととできても答えないこととが同じ扱いになっています。また、区別することと区別しないこととは同じくらい重要なことのはずなのに、区別できるかどうかしか調べていない。信号が赤か青かは区別すべきだが、母親が赤いセーターを着ている時と青いセーターを着ている時とで区別する必要はない。リンゴ、バナナ、ブトウの区別と果物と呼んで区別しないこととは同じ程度に重要なことです。なのに、発達検査では、区別しか調べない。区別の訓練をすると、検査成績は上がるが、実生活では絵本を見ながら、赤色と青色の区別にしか興味を示さなくなります。また、概念は我々の頭の中の混沌から秩序性が生まれてできあがるもの。途中の過程を無視して概念を直接教えると、検査はパスしても、実生活では機能しないことになります。とにかく、現在使われている発達検査は、いろいろな意味で誤差が大きすぎて、実際に多大の支障をきたしている」

こんなお話もありました。

「大脳生理学に基づく療育が流行しています。科学とは断片的にわかっている事実から普遍的に確認・再現できる事実を積み上げていくものです。その作業の途中で仮説を立て、検証を続け、あらたに見つかった事実に従って、仮説を修正、訂正を積み上げて、真実に接近していくものです。大脳生理学の目覚ましい発展を横目で見ながら、その仮説を借用して障害児の教育、指導の仮説をたてたものが教育界にはびこっています。例えば、感覚統合訓練法などがそれです。大脳生理学上の専門用語を使った説明をしているので一見科学的に見えますが、生理学上の仮説を基にして教育指導上の仮説を導き出すのは、仮説を基にしての仮説であって、科学ではタブーです。それは、サイエンスフィクション（科学空想物語）にすぎない。仮説に基づく仮説の問題点は、結果が仮説通りでなかった時です。目前の事実によって仮説の修正も訂正もできず、行き止まりのドツボにはまり込んでしまうことです」

五月の終わりになりました。一四セッション目の来所です。入室するとあいちゃんはすぐに素足になりました。テレビ台の下にビデオテープがたくさんあり、そのカセットを出し、リモコンも触ります。セラピストに差し出して、つけるように要求します。うまくつながらず、水場に行きます。スポンジを握っては水を絞ります。洗剤を見つけたので、セラピストが少し出してやると手に擦りつけます。「アイ」と手を出します。「アイやね」とセラピストが模倣します。何度も要求します。セラピストが雑巾を持ってくると手や足を拭きはじめます。セラピストが雑巾で、鏡をきゅきゅと拭きはじめると、あいちゃんも一緒に拭きはじめます。「上手、上手」と体を触ります。鏡に向かって「ア」の口形を何度も作ります。声は出ません。セラピストは「アやね。そうそう」と言語モデルを呈示します。おもちゃの棚に行き、タンバリンやマラカスを手に持ちます。お母さんの所に戻りました。セラピストが顔を隠すと、自分も隠して、セラピストに接近します。大きな声で笑います。セラピストの手を持って、滑り台に、下から昇って、上から滑ることを何度も繰り返します。トランポリンを一人で飛ぶので、褒めると何度も繰り返します。セラピストが座るとあいちゃんも膝に座り、目を見てくすぐりを待ち、くすぐるとよく笑います。セラピストへの接触が多くなりました。トランポリンをつなぎ合わせ、平均台も使って道をつくってやると、一人で歩いていくので、「上手」と拍手すると、最後の所で自分でも拍手をします。またセラピストに接近します。「来たね」と、くすぐると大きな声で笑いました。この後、立って、セラピストの背中にくっつき、くすぐると離れ、「アー」と走って近づくことを一〇回以上繰り返しました。

お家での様子です。この頃のあいちゃんは、ただ水の感触を楽しむ遊びから、洗濯や料理のまねと変化が著しくなっています。

五月一五日：流し台の洗い桶に自分の大事なひざ掛けをつけて、洗おうとしていた。テレビで、古い歯ブラシを使って洗うのを見ていた。歯ブラシを渡すと、それに石鹸をつけて洗っていた。

五月二〇日：卵を割って、小麦粉を混ぜていた。そこにジュースを入れようとした。しばらく見ていたが、「だめだめ」と言うと、最初はこちらの顔を見て手をとめたが、そのうち少しずつ入れ、全部入れてしまった。

五月二七日：洗面台で、手洗いのソープを全部使い切って水遊び。カーテンを閉めて、見えないようにしてやっていた。「何をしているの？」と覗くと、またカーテンを閉めにきた。

遊んで育つ、後片付けは遊びにブレーキ

六月、一五セッションになりました。ピカチュウの人形を持って、お母さんと入室です。すぐに水場に行きました。スポンジに洗剤をつけました。持っていた袋をセラピストに預けます。洗剤遊びは一〇分ほどでやめて、ビリヤードのおもちゃを見つけました。セラピストの手を引くので、スティックでボールを打つと穴に入りました。「ヤッター」とセラピストが手をあげると、あいちゃんもまねをして手をあげます。「キャー」と声が出ます。「コエ（これ）」と発語があります。五分後、テレビのスイッチを押します。ビデオテープを見つけ、セラピストに渡します。入れると、また出してみます。「ジャイジャイ」と声が出ます。セラピストは全ての声をまねします。オーブントースターを見つけました。扉を開閉し、お皿

を入れて、取り出します。また入れてタイマーを回します。「タ」「ア」「ターイ」とたくさん声が出ます。またビリヤードに球を置きます。今日は次々と遊びが変わります。お母さんがおむつを取り替えます。泣いて嫌がりましたが、セラピストが足の裏をくすぐると、自分で足を投げ出して、くすぐりを要求します。

お家でもいろいろ遊んでいます。あいちゃんはやりたいことがたくさんになってきました。

五月三〇日：ベランダに洗面器に水を入れて置いていたら、スリッパを水につけようとしたので怒ったら、その時はやめるが、またつけようとした。次はピカチュウのぬいぐるみを水につけようとしたので怒ると、その時はやめるが、そのうちベランダの戸を閉めて、こっそりつけていた。

「最近、おもちゃを片付けようとするとすごく嫌がります。外に出るから箱に入れて、と言っても大泣きします。そういう時は、泣きわめいても片付けをするか、そのままにしておくか、どうしたらいいのでしょう?」お母さんから質問がありました。

「嫌がることは他にもいっぱいあると思いますが、できる限り子どものいいなりになってください。後片付けは子どもの成長になんのプラスにもなりません。子どもの成長は遊びで育つといいますが、後片付けで育つとはいいません。子どもに遊んだ後『片付けなさい』と毎回繰り返すと、遊ぶという行為に後片付けという嫌悪事態が繰り返し随伴するので、遊ぶという行為にブレーキがかかり、遊ばなくなります。後片付けの時間とエネルギーがあるなら、全部遊びに集中させてください。身辺自立は重要かもしれませんが、早ければ早いほどいいという事実も根拠もありません。片付けされるのが嫌なのだから、可能であれば、そのままにしてあげてください」

さくま先生はこんなことも言っていました。

「世界にはいろいろな国があります。排泄の自立をまったくしない国や、幼児に食事のしつけをせず、遊んでいる子どもの後ろを追っかけながら母親がお皿とスプーンを持って子どもの口に夕食を放り込んでいる国もあります。だからといって、行儀の悪い大人ばかりが育っているわけではありません。欧米では、一般に、子どものしつけが厳しいと信じられているようですが、その通りです。しかし、厳しくしつけて立派な人間になると信じているわけで

フリーオペラント法 ― その3

フリーオペラント法とは、「先行刺激、反応、後続刺激の三項のうち、先行刺激による制御を最小にして、後続刺激による制御を最大にするオペラント強化手続きに重点を置いた技法」（久野、桑田、1988）で、「多様な強化子を導入・形成し、言語行動については言語の社会性に鑑み、対人関係を重視して、人の応答を強化刺激として機能化させる」（藤原、1990）ものです。

このようなフリーオペラント技法の中で佐久間（1978、1988、1990）は、まず、コミュニケーションの基礎づくりとして、人に対する回避・逃避反応を示す自閉症児らの対人関係改善を重視し、そのための有力な手段として「抱っこ」や「くすぐり」などの身体接触による接近法を用いています。

さらに、子どもの自発発声を模倣応答（音声逆模倣）し、発声頻度の増大をはかるとともに、子どもの発声と大人の音声の一致が強化機能を有することで音声模倣の誘導をはかります。

これらの操作を行いつつ、行動上の制限は極力加えずに、子どもの自発的な活動を対人相互作用へと発展させるべく、ヒトそれ自体（およびその応答）が社会的（般性）強化子として機能するようになることをねらいとしています。

佐久間（1985）は、自閉症児のさまざまな発達遅滞の改善を引き出すためのポイントを、社会的強化子の形成とそれに続く言語能力の獲得と考えていますが、言語行動でもヒトが弁別刺激、強化刺激として機能し、子どもに模倣行動が出現すれば、適切な行動をヒトが示すことにより、指導場面だけでなく、日常場面でも自然な強化随伴性により、新しい行動が獲得、維持され、般化すると考えています。

はありません。文化が違うだけなのです。日本では、家族（内の世界）と社会（外の世界）を峻別します。欧米では大人の世界と子どもの世界とを峻別します。子ども部屋、学校、幼稚園は子どもの世界です。大人の寝室、客間、書斎は大人の世界です。公共の乗り物は大人の世界、スクールバスは子どもの世界です。子どもが電車、地下鉄に乗る時、客間で大人と一緒の食事の時には大人並みのマナーを子どもに求めます。ところが、大人が子どもとの約束を破って出張命令に従うと、子どもとの約束を平気で破る信用ならない奴と社内で信用を失います。文化の違いをちゃんと理解せず、欧米ではしつけが厳しい、日本人は見習うべきだ、ということが日本中に広がったようです」

六月の二週目、一六セッション目の来所です。入室してすぐに、オーブントースターを触ります。お皿を入れたり出したりします。「上手やね」とセラピストが褒めると何度も繰り返します。ビデオの前に行きます。テープを入れようとしますが、うまくいかず、セラピストの手を取ります。セラピストが入れましたが、すぐに一緒に洗面所に行きます。ブラシを持って鏡を洗いはじめます。セラピストが雑巾を渡すとセラピストのまねをして鏡を拭きます。「上手、上手」セラピストが褒めました。滑り台に行きました。自分からセラピストの手を取って、すべり面を逆登りしてニコニコ顔です。褒めて拍手をすると、あいちゃんも拍手をまねします。何度も繰り返します。降りて、持ってきたピカチュウを首から下げました。セラピストがくすぐると、セラピストの手を持って、くすぐりを何度も要求します。お母さんの所に行きます。セラピストがホットケーキの袋を見せます。袋を噛んで開けました。ボウルを用意すると粉をボウルに入れます。牛乳も出すとボウルに入れて、自分で舐めてみます。セラピストが「これくらい入れよう」と指示を出すことはありません。フライパンとお玉を用意しました。ボールからフライパンに粉を流し込み、お玉で混ぜています。セラピストがお皿に少し入れてみます。あいちゃんは少し手で触ってみますがべたべたが嫌な様子で、ティッシュで触ります。しばらく遊んでトランポリンに行きます。「アイー」「アクー」とたくさん声が出ました。

今日は優秀障害児の育成競争についてお話がありました。だいぶ以前のことですが、天才障害児を育てる指導を受けてきた二歳の子どもが相談室に来たことがありました。ほとんどことばはありません。セラピストが前に座ると、小刻みに震えていました。緊張するのでしょう。さくま先生はよく、障害児の指導では、副作用があってはいけないとお話しされます。

「教育はこれまで、優秀児を育てることに焦点を合わせていました。養護学校と呼ばれていた頃までは、そうした指導方針にならって、優秀障害児を育てることに熱心で、ヘレンケラーの家庭教師、サリバン女史きどりの先生が多かった。しかし現在、教育は有用人材の育成から個人の幸福追求の支援にシフトしている。なのに、支援と名称が変わったのに、まだ養護時代の尻尾が残っているようです」

発達に大きく影響するものを優先

六月の三週目、一七セッションです。ピカチュウの人形を背負って入室したあいちゃんは、すぐにオーブントースターを出します。その中に、お肉の食品サンプルを入れました。「ウーン」と声が出ます。机の上にあったセラピストのお茶も触り、カバンを渡せと要求します。「イカーン」と大きな声を出しています。日焼け止めのクリームを見つけ、セラピストに開けるように要求します。開けてやると笑い、「アダイスー」と声を出します。トイレでは新しいペーパーに付け替えます。紙をちぎってはトイレに流します。「ハイ」と声を出します。セラピストは全ての声を返します。二、三回流して、プレイルームに戻り、食品サンプルのカゴからバナナを出してかじってみます。キュウリや大根もかじります。「ウーン」「アウーン」

「アッチ」とたくさん声が出ます。フライパンを見つけました。ホットケーキの粉と水をフライパンに入れ、お玉で混ぜていきます。セラピストがシロップを入れて、舐めると、あいちゃんも舐めます。ガスコンロも見つけ、火をつけるように要求します。セラピストが火をつけるのを見ています。あいちゃんはトランポリンで笑い声をあげて飛んでいます。焼けたホットケーキをお皿に入れてやると、あいちゃんがそれを持ってトランポリンの上に置きました。指で少しずつちぎって食べています。セラピストが「食べていい？」と聞くと「ダー（メ）」とお皿を持ちました。セラピストの紅茶も飲み、それと残ったケーキをフライパンに入れ、混ぜています。フライパンを火のついていないコンロで動かし「ハーイ」と声をあげました。

喃語との区別が難しいことばが出るようになってきました。今は全ての声を模倣していますが、もう少し発声の頻度があがれば、ソフトな声や有意味語に近い声にはすぐに応答し、緊張した声には答えないようにするつもりです。

日記にもあいちゃんがたくさん遊んでいる様子が見て取れます。お母さんも大変ですが、生活全てが遊びになってきています。

六月一一日：ベランダの洗濯物のピッチハンガーに干していたパンツを取った。はじめは自分で挟めなかったけれど、できるようになり、何回もベランダに連れて行かれて、抱っこした。夜になっても喜んで、おむつ、靴下、ズボンなどいっぱい挟むので、家の中にあいの手の届くところにピッチハンガーをかけてやった。

六月一八日：夜、布団の上で、おかきをおもちゃの包丁で切って、粉々にしていた。私が睨むと愛想笑いをしたので、笑い返した。

「台所仕事をしていても、手を引っ張って要求が増えています。トイレの指導もいいのでしょうか？」お母さんからの質問です。

「家が汚れていても子どもは育ちます。家事は上手に手抜きをして、子どもと遊んでやってください。排泄の自立ができれば、幼稚園などに受け入れてもらいやすいですし、おねしょも親は困ります。ただ、できるようになることがどれだけ発達全体に貢献するかが重要です。発達は、発達という現象はわかっていますが、そのメカニズムはほとんど何もわかっていません。○○ができるようになったということは、発達の物差しになるだけです。発達検査の項目は、観察しやすいチェック項目に過ぎず、発達上の大事な項目とは限りません。排泄の自立は顕著な発達上の変化ですが、低年齢では、発達全体への波及効果はごく貧弱なものです。排泄の自立がきっかけで社会性やことばが大きく成長するということはありません。発達全体に大きく影響する行動は何なのか？　これをはっきりとらえるのが発達遅滞児の指導に最重要事項のはずなのに、いまだに明らかになっていない。詳細は明らかではありませんが、ことばの発達が発達全体に大きく影響することは確かです。家庭の中で、あいちゃんの発声にどれだけ忠実に強化子が随伴されるかが最重要ポイントです。もちろん、家族の生活に大きな支障をきたすような不適応行動のコントロールは最優先事項になります。排泄が家族間で大きな支障をきたしているなら、その対応を優先します。そうでないなら、排泄指導のエネルギーと時間をことばの発達に使いたいのです」

今日はさくま先生からセラピストの能力の問題についてお話がありました。

「われわれは対象が持っている問題と対象に関する専門家側の知識、経験をゴッチャにしてしまうことがあります。例えば、車のエンジンが動かない。修理工が『修理不能です』といった場合、本当に修理不能の故障なのか、修理工にそのための知識と経験がないだけなのかをゴッチャにしている。修理不能はウソではないだろうが、大きな違いがある。腕のいい修理工なら直したかもしれない。『この子はことばが出ないでしょう』という場合も同じです。療育者の知識不足と経験不足からのことかもしれない。療育にたずさわるセラピストは、自分の知識と経験の範囲を客観的に正確に自覚することが必要です。とくに、自動車ではないので、状態を悪くする場合が少なくない。大切な幼児期を失してしまうのは罪が重い」

静かな抱っこ二〇分

六月の四週目、一八セッションです。ピカチュウのリュックを背負っています。すぐに水場に行きます。スポンジに水を含ませます。セラピストが洗剤を鏡に霧吹きで吹きかけると、あいちゃんも霧吹きできっちりまねをします。「ハ」「アイ」「ウン、ウン」と声が出ます。洗面所に水が溜まり、着ていたTシャツを脱いで洗います。持っていたハンドタオルも洗います。Tシャツを床に置いて足で踏みます。スカートも脱いで洗います。床に置いて踏みます。大きく口を開けて洗います（声は出ません）。洗面台から離れ、トイレに入り、紙を流します。プレイルームに戻り、近所の美容室からもらった回転椅子に座ります。目が合う時にセラピストがくすぐると、大きな声で笑います。「キャ」「カ」「アー」と声が出ます。セラピストも同じ声を返しながら、声に合わせて、椅子を回します。トランポリンを飛んで、何かを探

フリーオペラント法 ── その4

「スキナーの行動理論では、なぜ、どうして、という疑問を追求しない。

追求しても、現在の学問レベルでは解明できない。

追及は基礎科学の人たちの今後の成果を待つしかない。

成果を出してくれるまでは、明らかにされている行動の法則性に基づいて、現実の問題解決をはかっていく。その法則性の一番の中心は、反応に強化子を随伴させると、反応生起頻度が増大する、という性質である。

言語障害児の大半は発声活動をしているのに、発声が聞き手との関係性がないところでなされている。子どもの声に同じ声で返事をすることで、関係性を形成し、意味の獲得を待つ。寝る時以外に『ねんね』とは言わない、食べる時以外には『マンマ』とは言わない。意味は日常生活の中で獲得される。

今までの言語指導では、言語の象徴性を重視してきたが、象徴性が自動的に発話になるわけではないので成果が上がらなかった。人との音声のやりとりで象徴性が出来上がると考えられ、スピーチを先行させる」──さくましています。コーヒーの瓶を見つけました。机に座りました。カバンから、ペットボトルのお茶を出しました。フライパンやガスコンロを置いてやります。ホットケーキの粉を出してやるとフライパンに、お茶と粉を入れ、混ぜています。火をつけるようにセラピストの手を持ちます。熱いので、タオルを前に置いてやります。少し混ぜるとお皿に移しました。「スプーンがありませんね」とセラピストが言うと「ハーイ」と取ってきて、セラピストに渡してくれました。「ありがとう、スプーン持ってきてくれたね」と褒めました。自分でも食べてみます。セラピストの口にスプーンを持ってきてくれました。「おいしいね」と伝えます。「チー」と短い模倣ができました。他児がテレビをつけました。じっと見るので、セラピストの膝に座らせます。少し座って、ピカチュウのリュックを取りに行きました。椅子に座ろうとするので、セラピストがもう一度膝に乗せようとすると一人で座ってしまいました。セラピストが床のマットに座ると、今度は自分から膝に寝そべってきました。セラピスセラピストがピカチュウのリュックで、あいちゃんをくすぐると「アハハ」と大きな声で笑います。「カッカ」「アッキキー」と笑います。自分からピカチュウのリュックを渡し、くすぐりを要求します。ラピストをじっと見るので「見たね」とくすぐると、この後何度も視線を合わす➡セラピストがくすぐる➡笑う、を繰り返しました。

さくま先生はお母さんたちに、くすぐり、皮膚の刺激、抱っこについてよくお話しされます。「病的に落ち着きのない子、いわゆるＡＤＨＤ（注意欠陥多動症候群）と活発なだけの子どもは、注意深く観察すればきちんと区別できるものです。定型発達で活発な子は、見ていると、動きの目的はほぼ見当が付きます。そして、興味関心の対象物に出会うときちんと注意が集中し、注意の集中時間がそれなりに長く維持されるのが特徴です。病的に多動な場合には、動き回りの目的が不明で、注意の集中があっても持続時間がきわめて短いのが特徴です。原因はまだ明らかにされていません。脳障害が定説になっているようですが、根拠不十分な状態で脳障害を言うのは有害無益です。脳障害は治らない、治療手段がない、という認識を引き出し、問題解決の努力にブレーキがかかります。ここでは、〝静かな抱っこ二〇分〟と呼ぶ対応で問題解決しています。内容はいたって素朴なものです。無理やりでも抱っこをします。たいていは、無理やりではなく、子どもの方から膝に乗った時を利用します。普通は膝に乗ってきても短時間で離れます。その時に、まだよ、と言って離しません。二回目に離れようとしたらスムースに離します。そして、片手で捕まえられるほどの近くでウロウロしていたら、少し間をおいて、膝の上に乗せます。この時も、離れようとしたら、まだよ、と言って離しません。二回目に離れようとしたらスムースに離します。これを一日に一回、繰り返します。セラピーでする場合は、一セッションに一回に限ります。膝に乗っている時間がゆっくり長くなります。膝に乗るのに抵抗を示すようなら、間隔をもっと長く取ってください。膝の上に座り、全身リラックス状態で、二〇分座っていられる状態に到達したら、バンザーイ、ゴールです。ここに到達すると、多動でなくなります。ADHDを主訴として来所してきた子どもたちは、例外なく、ADHDとは呼べない状態になります。この方法は、泣き叫んでも抱っこを続ける、巷間、抱っこ法と呼ばれていたものと異なり、症状を悪化させません」

あいちゃんもはじめはセラピストが抱っこしてもすぐに膝から降りてしまいました。落ち着きもありませんでしたが、同様の方法で対処したので、抱っこが大好きになりました。

社会性は実体験から身に付く

六月の終わりになりました。一九セッション目の来所です。お母さんと入室し、すぐにオーブントースターを出します。ドアを開閉して、タイマーを回します。ガスコンロの前に行きます。セラピストがホットケーキの粉を用意すると、フライパンに入れました。水を置くとそれも入れています。中身をフライ返しで混ぜていきます。ガスコンロのスイッチを触るので、火をつけます。少しして、出来上がった物を皿に入れると手で食べようとするので、スプーンを渡すとニコッとし、お皿からドロドロのホットケーキをすくって食べます。「おいしいね」とセラピストがくすぐると「チー」と短く模倣し、セラピストの顔を見ては手を出します。食べてから水場に行きます。スポンジを持つので、セラピストが洗剤を入れてやると泡が立ち、手ですくっています。「つめたいね」とセラピストが言うと「ター」と模倣しました。着ている上着やタオルを溜まった水に入れます。タオルを持ち上げ、鏡を擦っています。「ア」の口形をしています。セラピストの膝に座らせ、洗濯を続けます。一五分くらいして、部屋に戻るとトースターにピザやハンバーガーの食品サンプルを入れます。タイマーを回して出します。トランポリンに行きました。抱っこしてみます。ジャンプして「あ」「あ」とセラピストが声を出すと、あいちゃんも「ア、ア」と模倣しました。降りて、手をつないで飛んでみます。お母さんの手を取りに行き、今度はお母さんとジャンプしました。そのままお母さんの手を引いて入り口に向かいます。セラピストが「バイバイ」と言うと、手を振ってくれました。

お家の様子を見ます。あいちゃんは、なんでもやってみたい様子です。

六月二一日：きゅうりを持ってきて、ジグソーパズルのパーツで切ろうとしていた。おもちゃの包丁を渡すと二回は自分で切ったが、なかなか切れないので、切ってと包丁を渡してきた。切ったきゅうりをおもちゃのカゴに入れていた。チクワは手でちぎって、お皿に入れていた。

六月二三日：買い物に行っている間に、炊飯器の中に水を入れてしまった。お父さんが片付けをした。

六月二四日：流し台でティッシュペーパーを水に浸していた。箱が空になるまでやってしまった。家でいつも手に持っているひざ掛けを水に浸けようとしたが、こちらの顔を見て、顔をしかめて愛想笑いをした。「あいちゃん」と声をかけると、言われるたびに顔をしかめていた。結局五回くらい顔をしかめて、水につけてしまった。「もうおしまい」と言って脱水し、干した。

お母さんからは、あいちゃんが、他の子が「キー」と声を出すと一緒に大きな声を出しているとのお話がありました。

「他の子の声のまねは社会性の発達の基本です。世間では、よく社会性のしつけをすると言いますが、社会性はしつけによって身に付くものではない。想像してみてください。両足をきちんと揃えて、九〇度に頭を下げて〝おはようございます〟と大きな声でご挨拶しなさい、と教えられ、その通りにお友だちにに挨拶したら、それは、あなたとは親しい関係ではない、というメッセージになってしまう。相手はびっくりして、返礼を忘れるでしょう。クラスメートの男の子同士なら、〝オッス〟と片手をあげる挨拶が普通でしょう。相手が校長先生の時〝オッス〟なら、校長先生はびっくりして、おそらく返礼を忘れるでしょう。消しゴムを授業中に隣の席の子から貸してもらい、直立して深々と頭を下げて、大きな声で〝ありがとうございます〟では社会的に不適切な行為です。相手次第で挨拶はさまざまに変わります。それをひとつひとつ教えるのはほぼ不可能です。二〇歳になったら、六〇歳になったら、挨拶の仕方は違ってきます。しかし、相手の挨拶を忠実に模倣すれば、一応、社会的に妥当な挨拶になります。模倣挨拶を重ねているうちに、適切な挨拶の仕方を学習し、自分の方から適切な挨拶ができるようになる。いささか場にそぐわない挨拶には相手からの反応に不自然さが伴い、社会経験の蓄積の中で自動修正が働く。挨拶という単純な行為も教えることができないのです。社会性を教えることができると勘違いしているが、教えるということは発達に歪みを生じさせます。歪んだ社会性では現実場面で適正な強化を受けません。教えると、しばしば、子どもの持っている本来の力が発揮されません」

相談室では、子どもたちは後片付けをしないで帰ります。あいちゃんのお母さんからも以前に質問がありましたが、これを見てびっくりする人たちもいます。しつけについて、さくま先生は何度もお話しされます。

「親はよく『ありがとうは？』と挨拶を強要する。本来この挨拶は相手の好意に対しての感謝の気持ちの伝達です。相手の好意が理解できるようになってからのはずなのに、『ありがとうは？』の催促はどう考えても早すぎる。子どもを、『ありがとうは？』の合図がなければありがとうと言えない状態にしてしまっている。人間として好ましい発達をしてほしいがためにひとつひとつ教えていると、子どもは受け身一方の状態になり、自力で学べなくなる。教える、しつけるを熱心にしていると、教えるに教えられない、しつけるにしつけられない、自力で学ぶしかないものが山のように後に残ってしまいます」

しつけに関連して、ソーシャルスキルトレーニングについてもお話がありました。

「最近、ソーシャルスキルトレーニングが大流行です。行動療法のひとつのようですが、基

フリーオペラント法 ── その5

①般性強化子の機能化

抱っこ、くすぐり、高い高いなどの指導者が行う身体接触や褒めことばなど、対象児に笑顔や笑い声を出現させるものを使う。もし強化子として機能しない場合には、症児との関係改善をして、機能化をはかる。これを強化子工作と呼ぶ。行動の禁止や強制（具体的には、しつけや指導などで子どもを受け身にするようなこと）を極力抑制し、強化子工作の妨害を可能な限り排除する。対人回避行動を完全になくし、対象児の方から指導者へ接近してくるまでにする。

②発声・発語頻度、レパートリーの増大

①と同時に対象児の自発的発声および発語反応に随伴して、指導者による音声模倣（逆模倣と呼ぶ。それ自体、強化子でもある）を呈示して、発声および発語の生起頻度の増大をはかる。発声および発語の生起頻度の増大に続いて、そのレパートリーが増大するかをチェックする。増大するようなら、同様の対応を継続し、しないようなら、そのレパートリーの中から比較的高頻度に出現するものを選んで、模倣プローブとして呈示し、一致した音声反応の生起に随伴して身体接触、般性強化子を呈示する。

③模倣行動の誘導

①②と同時に、対象児の自発活動を模倣し、対象児と指導者の行動一致が強化機能を持つようにはかり、対象児から模倣行動が自発されるかをチェックする。自発されないようなら、対象児の行動レパートリーのうち、比較的高頻度に出現するものを選んで、模倣プローブを呈示し、一致行動の生起に随伴して身体接触、般性強化子を呈示する。

④適切な行動や遊びの社会化およびやりとりへの転換

適切な行動や遊びに随伴して拍手や褒めことばなどを呈示し、アイコンタクト、笑顔、行動の繰り返しを指標として、般性強化子の機能化をチェックする。同時に、対象児が指導者の模倣を行う機会が増えたことを確認した時点で、言語モデルの呈示、適切な遊びを呈示するなどの先行刺激操作の割合を増やし、適切な遊びが社会的文脈で生起するようにはかる（一人遊びからやりとり遊びへ）。

本は臨床心理のロールプレイ（役割演技）です。社会的場面を設定し、即興劇を演じさせ、あとでセラピストが演技の適切さについてコメントするものです。社会的場面の練習を何度も繰り返すと、現実の場面で適切な行動ができるようになるというのです。社会性を身に付ける合理的な方法のように見えても、決して万能ではないようです。効果があるのはごく一部の人たちだけです。特に低年齢、重度の発達遅滞児では、あまり成績がよくないようです。社会性というのは、人と楽しく交わりたいというモチベーションと、周囲の人たちの社会的行動に対する強化随伴性の適切さによって作られます。社会的行動に逐一コメントが加えられてモチベーションが高まるはずはなく、子どもを取り囲む人たちに何の操作も加えずに成果が上がるはずはない。行動にあれこれコメントを加えると、行動に意識が介入し、タイミングに遅れが生じる。日常のことばは、〇．五秒のズレがあるだけで、意味がまるで違ってしまいます。例えば、『お手伝いしてくれませんか？』（一秒の間があって）『はい。何をすればいいの？』という答えは、〃いやです〃という意味になってしまう。〇．五秒の返事だと、〃積極的にお手伝いしますよ〃の意味になります。一秒以下のタイミングは意識で操作できないのが普通です。社会的行動の主役はことばです。ことばの適不適に意識を関与させるのは、社会性にブレーキをかける指導法です。年長児にはある種の有効性があっても、幼児には通用しない指導法です。定型発達児、境界線児にはそれなりの効果があっても問題解決の効率が悪い指導法です。社会性というものは、年齢を重ねるにつれて変わっていくものです。五歳児の社会性と、一五歳の中学生の社会性、六五歳の老人の社会性とでは、大きく異なります。社会性の指導は、自分の社会的体験から自力で学べるようにしなければ、問題の解決にならないはずです」

教えなくてもできること

七月になりました。二〇セッションで、お母さんと来室です。すぐにオーブントースターを触ります。フライパンやホットケーキの粉を出します。水場に行きました。スポンジに石鹸をつけて泡を作ります。泡を手に付けて流します。自分でも水を出せる蛇口をセラピストの手を持ち、顔を見て「アー」と出すように要求します。セラピストは水を出してやります。セラピストの膝に座らせると、顔をくっつけてきました。「アー」「アー」「アー」とたくさん声が出ます。膝から降りて三輪車に乗ります。「アイー」と声が出ます。セラピストも別の三輪車で追いかけます。同じ声を出します。部屋をぐるぐると回りながら、バックもするので、「上手、上手、バックをしてます」と褒めながら、あいちゃんの行動を言語化します。バイバイと手を振ります。「バイバイやね」と声を掛けます。机に向かいます。ホットケーキ作りです。作りながら、「アイアイ」と声が出ます。粉と水を混ぜて、焼いていきます。できたものをお皿に移し、食べはじめます。回転椅子に座りました。回して、くすぐってやると「アハハ」とよく笑います。この後、トランポリンや三輪車、ビリヤードと活発に遊びます。滑り台にも行きました。発声は「アイ」「ウハ」「ハー」と常に出ています。セラピストは全てのことばを模倣します。

お母さんはさくま先生に次のようなことを聞かれています。

「なんでも自分でやりたがり、服はいつも前後反対です。教えなくていいでしょうか?」

「子どもは、楽しそうなことはまねし、面白くなさそうなことはまねしません。まねをしてほしいことはできるだけ楽しそうにします。まねをしてほしくないことは、面白くなさそうにします。それと、子どもから見て、まねできそうにもないことはまねしません。大人の服の着脱は、子どもの目から見れば、マジシャンの指先のように見える。まねが出てきません。子どもの目の前で、スローモーションでやれば、自分でもやれそうだとなって、模倣が出てきます。手間ひま、時間がかかりますが、やってみてください。模倣が活発になると、教える手間が大幅に省けるようになります」

「前後を間違うので、前側に目印のボタンをつけた方がいいでしょうか？　不思議と全部前後が反対です」

「ということは、後ろ前をきちんと区別しているということです。自然によくなることは教えるべきでない。自分でできたなら、そのままにしてください。親が変な格好をさせていると思われるくらいでしょう」

「お兄ちゃんが教えることもあるのですが……」

「私たちもなぜなのかはよくわからないのですが、子どもが子どもに教えるのは、大人が子どもに教えるのと違うようで、マイナスの影響がないのが普通です」


あいちゃんはトランポリンに寝転ぶので、目が合うとくすぐりながら、トランポリンを動かしてやります。止まると顔を見て要求します。四回繰り返し、笑いながら、発声も「ゴゴ」「グアー」「アグー」と多彩になりました。大人が脱いだ大きな靴を見つけ、足に履いてみました。そのままトランポリンでジャンプするので、「上手、上手」と拍手すると、あいちゃんも周りを見回しながら、まねをして手を叩きました。「アイー」と声も出します。また手をあげながらジャンプします。「アイー」「アー」と声を出します。ジャンプして自分で拍手をして、皆を見ます。手をあげて「アー」と拍手を要求します。セラピストは「あー、上手、上手」と拍手します。六回繰り返しました。終了時間になりました。

あいちゃんは、やりたいことも増えてきました。動機づけについて、さくま先生からお話がありました。

「人間は自分の行動の成功と失敗の不規則性によって、動機づけが向上します。成功と失敗の比率は初期には成功の回数を多くし、順次、成功回数を減らしていきます。成功失敗が努力量に正比例しているよりもランダムの方が動機づけが高くなる。障害児の動機づけの低さは、失敗体験が多すぎるからです。自立を促そうと、あれをしなさい、これをしなさいと行動を強制し、できない体験を積み上げると、動機づけが低くなってしまうのです。自発的な行動を待って、成功体験につながるように、上手にプロンプトするのが指導のコツです」

親は見ているだけの方がいい

七月の中旬、二二セッションになりました。お兄ちゃんも一緒に来室です。コーヒーの瓶を触ります。入室してすぐに「アア」「ウーウーウー」「ウイー」と常に発声しています。ホットケーキの粉を出します。フライパンに入れ、水も入れます。混ぜて、セラピストが焼きます。あいちゃんは回転椅子に座りました。別のセラピストが椅子を回すと「ウハハ」と大きな声で笑います。お母さんの手を持って、回転いすの横に座らせます。セラピストの顔を見て、くすぐりを待っています。セラピストは目が合うとすぐにくすぐります。降りてフライパンのまだ固まっていないホットケーキをへらで取って舐めてみます。セラピストの手を持ってトランポリンを一緒に飛びます。セラピストやお母さんを立たせて、手を叩き、拍手を要求します。先週の続きです。皆で「上手、上手」と拍手をします。あいちゃんは飛んでは拍手を要求します。四〇分が経っています。洗面所に行きました。鏡に洗剤をかけて、スポンジで洗っています。洗面台の中が泡だらけです。セラピストが触ろうとすると手で払いました。「プー」と発声します。発声頻度は確実に上がっています。「イジュー」「オワー」と声を出します。一〇分程でやめ、また部屋で三輪車に乗ったり、トランポリンを飛びます。滑り台を下から一人で昇って降りてきました。セラピストやお母さんを立たせて、拍手を要求します。「うまい、うまい」皆で拍手をします。オーブントースターを触りに行きます。「アンバーガー（ハンバーガー）」と言いながら、お肉の食品サンプルを入れました。「ハンバーガーやね」と反唱します。

日記でお家の様子を確認します。

七月四日：冷蔵庫から、プチトマトときゅうりを出してきて、まな板の上に置いて切ろうとしていた。プチトマトを切り、きゅうりをストローに刺そうとしていた（テレビでは竹串に刺していた）ので、竹串を出してやった。竹串にプチトマト二つ、切ったきゅうり二つを刺していた。

七月五日：フライパンにポテトチップスとご飯、卵、水を入れて混ぜていた。最初はスプーンで混ぜていたが、そのうち、手でくちゅくちゅしていた。そばで見ていたが、お兄ちゃんは「気持ち悪い」と言っていた。

七月一四日：クレヨンを引き出しから出してきた。紙に落書きをしていた。ピカチュウを描いてあげるとじっと見て、何回も描いてと手を引っぱった。

七月の下旬、二三セッションです。お母さんとお兄ちゃんと来室します。夏には併設する保育園のプールがあり、遊ぶことができます。あいちゃんも水着に着替えました。水着で三輪車に乗っています。「アー」「ハイー」と声が出ます。セラピストがプールに誘いますが、行きません。お母さんとお兄ちゃんが外に出ると、一緒に来ました。まず、保育園の鳥小屋を見ます。サンダルを履いて、プールサイドに皆で行きます。水が三〇cmほどの深さです。ペットボトルやホースを持ちます。少しプールに入りました。すぐに出て、タオルを持ってまた入ります。「オーウ」「イーイ」と発声します。サンダルもプールの中に入れます。「オーオ」と笑顔になりました。洗剤の空のボトルをプールの中に入れます。タオルやサンダルを洗います。お腹に水をかけると笑っています。自分でもお腹に水を掛けています。洗剤の青いボトルを見て「アオー（青）」と言いました。「青やね。すごい、すごい」とセラピストはすぐに返します。タオルやサンダルを足で踏んで洗います。セラピストも一緒に入って、まねをします。「ハー」「ホーウ」とずっと発声しています。時間になったので、部屋に戻りました。今日はよく声が出ました。

「一緒に遊ぼうと手をつないでくれる子もいますが、自分から手をつないだり、お友だちとまだ一緒に遊べません」お母さんのお話です。

「同年齢の子と遊ぶにはステップがあります。まず、友だちが遊ぶのを興味津々で離れたところから見ている観察期。その次はその遊びを別のところで一人でやってみる遅延模倣期。そして、全部ではなく、参加できそうなところを部分的に参加する部分参加期。参加が多くなり、発達のいい子のうしろをひっついていくギャングエイジへと進みます。これらがゆっくり進みます。あいちゃんもテレビのまねをしたりで（観察期）、他児との遊びをする方向へ進み出しています。しばらく時間がかかるだけです」

お友だちとの遊びについて、他のお母さんも質問されています。

「幼稚園ではお友だちと遊べませんが、同じマンションに好きな子がいて、その子にはたまにおもちゃを貸してあげたりします。この間は『貸して』と言われ『嫌』と言っていたので、私が『貸してあげたら』と言ってしまいました。それはどうなのでしょう？」

「それを続ければ、貸してあげることもあるでしょう。ただ、お母さんの合図がないとできない子になってしまう。親は見ているだけの方がいいのです。集団参加も仲間に入るきっかけが大切。下手に大人が手を出すと集団参加がずっと中途半端なまま続くことになります」

日記であいちゃんのお家の様子を確認します。

七月二一日：ハンカチを洗って、絞って皺を伸ばして、テレビの画面に張り付けていた。お兄ちゃんがそれを取ると、怒って泣きながらお兄ちゃんの頭を叩いた。もう一度張ったが、今度は自然に取れて、八つ当たりでお兄ちゃんを叩いた。

七月二八日：靴専門店の前で、急に自分のサンダルを脱いで、並んでいるスニーカーを履こうとした。お父さんが「ダメ」と言うと少しだけ泣いてあきらめた。

この頃のあいちゃんは、ベランダで洗濯板で何かを洗う、コップに卵を割ってレンジでプリンにする、お父さんの靴の紐を結んで家の中まで入ってくる。この三つを毎日必ずやっていたようです。また、トイレは排泄したくなると、おむつを持ってきてするようになりました（普段はおむつをしていません）。

指導のまとめ ── セッション1～23

まず、くすぐりや抱っこで笑い声を誘発し、それに、発声、アイコンタクト、身体接触をたくさん随伴させました。

あいちゃんの発声には全て、逆模倣（発声フィードバック）をしました。

電話の受話器に耳を当て、「アイ」と返事をすることがありましたが、水を溜める、流すといった感覚的な遊びが多く、セラピストは行動の指示や行動の強制は一切しないようにしました。その結果、洗剤で泡をつくる、雑巾で拭くなどのセラピストの行動モデルに模倣を示すようになりました。あいちゃんがおもちゃで遊んだりしたときには、行動の逆模倣、ことばによる賞賛、拍手をしました。このような中でくすぐりを要求する行動が増加（13セッション）。用意したホットケーキの粉をフライパンに入れて混ぜる（16セッション）、水の中に脱いだ服を入れて洗濯する（18セッション）などの遊びが見られるようになり、身体接触以外の関わりでも、セラピストと目が合うことが増えてきました。

さらに、大きな変化として、ジャンプをしたあいちゃんに拍手をしたセラピストやお母さんを自分から並ばせ、その中央で「アー」と言いながら、ジャンプをして、拍手を要求することを繰り返すことが見られ（20、21セッション）、般性強化子が機能しはじめていることを示しました。

発語については、セラピストが、あいちゃんの行動に「おいしいね」「つめたいね」とことばを呈示すると、「チー」「ター」と短いシラブルで模倣することや（19セッション）、「コエ（これ）」「ダー（メ）」と有意味語を発することがありました。

発声の頻度は、平均して1分間で1回程度にとどまっていました。

第二章

ことばの出現／発声模倣の拡大／遊びの発達

ことばの訂正は御法度

九月になりました（八月は夏休みで指導はありませんでした）。二四セッション目です。プレイルームが工事中で使用できなくなり、体育館での指導になりました。体育館ははじめてで、お母さんとお兄ちゃんと一緒でも泣いて入りません。セラピストがホットケーキの粉を見せると入ってきました。ボウルに粉を入れます。「アイー」と発声します。「あいー、上手、上手」とセラピストが返します。卵も自分で割って入れます。シロップも入れ、舐めて、「オシー（おいしい）」と発語がありました。「おいしいね」と大きな声で模倣します。焼けたホットケーキをフォークで刺して食べます。体育館の舞台に上がろうとするので、セラピストが持ち上げてやります。舞台の上を「ンンー」と走ります。セラピストに駆け寄るので「来た来た」とくすぐります。「アハハ」と笑います。ジャンプするので、「やった、上手、上手」と褒めました。おもちゃのポテトやプリンをかじります。「ハイ」と声が出ます。セラピストもすかさず、「はい」と模倣します。セラピストが「それー」と舞台の下から上にボールを転がしてやりました。「アアア」とあいちゃんがボールを取りに行きました。「アフー」とボールを投げました。「やったー、上手、上手」とセラピストが投げ返す。今度は「チャイチャイ」と言いながら、ボールを持って走ります。「ちゃいちゃい、上手、上手」と褒めました。ボールを持って、セラピストにくっつきました。「ボール、上手、上手」と舞台の下におろしてやりました。お兄ちゃんが体育館にあった車椅子に乗っていたので、あいちゃんも一緒に座ります。セラピストが動かしてやります。壁のエアコンのスイッチを見つけ、降りて「コレ」と言いながら押しました。「これ、やったね、すごいね」と返します。またスイッチを触り「ケケ」と発声します。「けけ、スイッチ、ぽんやね」と動作を言語化してやります。また車椅子に接近するので乗せてやると、乗りながら「アイ」と声が出ます。「はい」と返事をして、少し動かします。止めると「フーン」と声が出ます。「ふーん」とまねをして、また動かします。止めると「エアー」と声が出ます。「えあー」と動かします。降りて、「アー」とお母さんの手を引っ張ってきます。「お母さんに押してもらおうか」とお母さんに交代します。二回押してもらい、「先生でもいいかな」と後ろに立つと、あいちゃんが後ろを向いて「イヒー」と笑いました。「いひー、行くよ」とセラピストが走ります。止めると、床にあったアンパンマンの電話を車椅子にのせました。手をひらひらさせて、押すように要求します。「行くよ」と一周します。止めるとお母さんの手を引っ張り、車椅子に座るように要求します。二人をセラピストが押して、一周しました。止めるとお母さんの手を引っ張り、入り口に向かいます。靴を履いて帰ります。最初は泣きましたが、五〇分遊べました。

八月のお家の様子を見ます。

八月七日：テレビの歌手の振りをところどころまねている。服に興味がなかったのに、急に赤色のワンピースを着たがって、毎日同じのを着ている（歌手の服に似ていた）。
八月九日：『ひとりでできるもん』で作っていた卵プリンを見て、卵を割って、お茶を入れて混ぜていた。バニラエッセンスを渡すと、いっぱい入れて混ぜていた。コップに水を入れてきて、その中に入れて混ぜていた。プリンのカップを渡すと、カップ二つにお玉で入れていた。アルミホイルを渡すと、アルミホイルをカップにかぶせ、竹串でアルミホイルに穴を空けていた。レンジに入れて、スイッチを押していた。
八月一九日：『ひとりでできるもん』のテキストを買ってあげたら、すごく喜んで、度々開いて見ていた。洗濯する時は、そのページを開いてしていた。お父さんの靴を履くときも、靴紐結びのページを開いていた。

お母さんからは、あいちゃんが、テレビを見ながら、歌手のダンスのまねをしたり、お母さんのまねをして、箸をおもちゃの包丁で切ったりしているとお話がありました。

「人の様子を見てまねをする、それが蓄積されて社会性の発達につながります。学校の先生は結果だけをみるが、どんな過程を踏んでできるようになったかが重要です。教えてもらってのことなら、教えてもらわないと次ができるようにならない。自発的な模倣で獲得した場合には、教えられなくても、自発的模倣で新しい行動を獲得します」

「手を引っぱって私に洗濯をさせるかと思えば、自分が洗濯をして、私にあっちにいけと戸をぴしゃりと閉めるときとがあります」

「子どもの発達の過程で、お母さんにいてほしいというときと、お母さんは自分の行動を邪魔する存在だというときとがあります。依存と自立が揺れ動いているのです。子どもが自立するのはいきなりぱっとそうなるわけではない。ご飯もスプーンで食べさせてもらっていたら、そのスプーンを取って、自分で食べようとしたりします。手で食べることもあれば、お母さんにあっちに行けとなったりします。積極的に自分でするようになっても、『ママ、見て、見て』と手を出さずに見ているだけを要求するようにもなります。あいちゃんは自立に向かいだしたのです。けれど依存もたくさん残しているのです。自立は決して急がないでください。手を引っぱったら応じてあげ、遠ざけたら離れてください。自立は催促せず、邪魔せず、子どものペースでつきあうのがベストです」

さくま先生は次のようなことを付け加えました。

「言語獲得期にとても重要なことがあります。この時期には行動とことばが強く結びつきます。自分のことばで自分の行動をコントロールするようになります。待ちなさい！と自分に命令して待つという行動をします。ところが、大人はしばしばことばを便利な道具に使います。『あめちゃんはこれでおしまいよ』と言って、三〇分後に、泣いていると、おしまいのはずのあめちゃんがどこからともなく出てきたりします。こんな事が何度も重なると、待ちなさい！と自分に命令しながら、行動は待てなくなります。大人は自分でさんざんことばを裏切っておいて、子どもが約束を守らないと嘆いたりします」

ことばの修正を大人が繰り返すと、子どもは修正されないように、安全な保証付きのことばにしがみつき、新しい自信のないことばを避けるようになる、とのお話は以前もありましたが、さくま先生は続けます。

「ことばはいろいろな表現が必要です。ことば使いの訂正は言語発達を妨げる。適切な表現が出たときに、ことばに敏感に反応します。例えば、『今の言い方、いいわね』と修正、訂正ではなく、正の強化子の提供だけにすべきです。

また、ことばとその意味はいつも一対一で固定されているものではない。りんごはいつも〝赤い丸いもの〟とは限りません。皮をむいてお皿にのっている時は、赤くもなく、丸くもない。『このりんごをパパのところへ持って行って』、この場合は、〝お皿＋りんご〟をりんごといっています。りんごという名前の喫茶店があります。りんごという名前のチューインガムもあります。りんごは三時に食べるときには〝おやつ〟と呼ばれ、食後に食べるときには〝デザート〟という名前に変身し、パパが持参したりんごは〝パパのお土産〟、腐敗したりんごは〝生ゴミ〟になります。りんごが意味する内容はその時々で異なります。相手が何を指してりんごと言っているのかを理解しなければ、ことばはことばとして機能しません。ことばを絵カードで教えてもことばを話せるようにならない理由のひとつがこれです」

皮膚感覚の成長

九月の第四週、二六セッション目です。お母さんと体育館に入ります。置いてある車椅子に乗りました。お母さんの手を取って、押すことを要求します。「先生が押すよ」と交代し、一周します。降りて、オーブントースターの前に行きます。食品サンプルを次々に入れます。トースターがチンとなると「デパタ（できた）」と言いました。「できた、すごいすごい」とすぐに音声模倣をします。小さな発声もたくさん出ています。「入れるの上手、上手」とセラピストが褒めると、次々に入れていきます。机の上に他児が作ったホットケーキがあり、触ります。「フライパン探してこよか」とセラピストが探しに行きます。粉を見せると、フライパンに「ヨイショ」と言いながら入れました。「よいしょやね」とすぐに模倣します。「お水持ってくるね」とセラピストが伝えます。セラピストが持ってきた水をあいちゃんが流し込みます。「イヤコエー」と発声があります。セラピストは「いやこえー」と模倣します。フライ返しで混ぜていきます。「シュー」と発声します。指で舐めるので、セラピストもまねをして舐めてみます。ボウルに液を入れ替えます。しばらく繰り返し、走りはじめます。あいちゃんが舞台に登ろうとするので、押してやります。セラピストも登り、くすぐると「アー」と言いながら寄ってきます。「あー、来たね」と抱っこしてジャンプします。舞台から降りて、ピアノに向かいます。カバーを外し、フタをあけ、布を取って、鍵盤を叩きます。「ヨイショ」と発語します。「よいしょ、上手、上手」すぐに模倣します。セラピストの顔を見て、自分でも拍手をするので、「すごいすごい、上手、上手」と頭をなでます。何度も繰り返します。電気のスイッチを見つけ、押そうとするので、抱っこして押し、降ろす時に回転してやると「アハハ」と大きな声で笑います。また車椅子に座ります。少し押して

発声模倣が困難な場合

「他機関の言語獲得の指導で、無理な発声訓練の後遺症として声帯に無理な力を入れるようになり、声のコントロールが難しくなっているケースや、原因不明で、音声模倣が難しいケースがある。幼児には発声の訓練が無理なので声でのコミュニケーションをあきらめて、手話（マカトン法）やカードのコミュニケーションに切り替えるべきだというのが業界常識になっています。

しかし、聴覚に障害があるわけでなし、声帯も正常に機能している。唇、舌、呼気の運動系に麻痺その他の問題があるわけではない。運動系の学習でトラブルは解決するはずです。事実、５歳、６歳児の軽度の発音のトラブルは成長と共に自然に修正され問題が解決するのが普通です。

発声、特に大きな声に大人が選択的に逆模倣を繰り返すと、大きな声を頻発するようになります。それだけのことで、正確な発声模倣がゆっくりと可能になる。喃語から１語文への移行期に、ワンサウンドセンテンス（one-sound-sentence）と呼んでいる中間過程を挿入します。通常なら、１語文期にママと言うのだが、マの一音、ミルクならミの一音で家庭内ではことばとして通用させます。しかも、教えるのではなく、子どもが言っているのを親の方も一音をことばとして使用する。

自家例（３歳から５歳の数人）ではいずれも１年から３年ほどで、かなりきれいな音声模倣ができるようになります。この長期にわたる期間をどうしたら短縮できるかが今後の課題です」――さくま止めると手をひらひらさせます。「はーい、出発」とまた押します。止めるとボールを拾って椅子にのせました。押してやります。降りてピアノに向かいます。キーを叩いて拍手をします。セラピストも「うまい、うまい」と拍手をします。「おいで、おいで、おいで、おいで、パンダ」と歌いながら、くすぐるとセラピストの手を持って、さらにくすぐりを要求します。三時を過ぎましたが、今日は帰りません。お母さんの手を持って、机に向かいます。紙とボールペンがあり、殴り書きをしました。三角の顔に目と口がついています。「顔、上手、上手」と褒め、セラピストはアンパンマンを描いてやりました。たくさん殴り書きをしてから、お母さんの手を持って、入り口に向かいます。今日はたくさん遊びました。

九月のお家での様子を聞きました。お兄ちゃんのまねが出てきました。

九月四日：『ひとりでできるもん』でお米洗いをしているのを見て、さっそくお米を出していた。ざるとボールを出してあげるとざるにお米を入れて、ボウルにつけて、水を入れて洗っていた。

九月一〇日：久しぶりにお兄ちゃんがゲームボーイをしていたら、あいも自分のを必死で探してきて、横に並んで同じようにゲームをしていた。

九月一三日：洗面器に水を入れてタオルを洗濯していた。少し目を離したすきにペットボトルに入ったジュースも入れて、水がオレンジ色になっていた。びっくりして、「なにしてるの！」と言ってしまった。

九月の最終週、二七セッション目になりました。お母さんと体育館に入室です。机にあったボールペンで殴り書きです。色を三色使います。「上手、上手」セラピストが頭をなで、同じように絵を描きます。セラピストの紙を取ろうとするので「こっちにもあるよ」と提案しますが「ヤーン」と言います。「やーん、ごめん、ごめん。これがいいね」と渡します。「ヨイショ」とことばが出ます。「よいしょ、上手に描けてるね」と褒めます。「ハーイ」と手をあげるので、「はーい、次の紙です」と渡します。お母さんの手を引いて、舞台の横のドアに向かいます。小部屋に二人で入りました。「トントン、誰かいませんか?」とセラピストは声掛けをして、ドアをあけました。「イヒー」とあいちゃんが笑います。「見つけた」とくすぐります。セラピストはまた外へ出て、ドアを閉めます。同じようにノックして中に入り、くすぐることを五回繰り返しました。あいちゃんが中の電気を消しました。「電気をつけてくれたら、行くよ」と声をかけると、電気をつけてくれました。「あー、つけたね、上手」とセラピストは中に入り、あいちゃんをくすぐります。セラピストが出ると、自分からお母さんと出てきて、「アー」とセラピストに接近します。「あー、来た来た」とくすぐります。また離れ、接近します。今度は寝転びました。「ねんねやね」とくすぐります。立って、おもちゃを触ります。アンパンマンの積み木を見つけ、アンパンマンやカレーパンマンの積み木を四つ手に持ちました。アンパンマンの鞄も見つけ、首にかけました。ウロウロして、ドアを見つけましたが、開かないので「アー」と怒ります。奥のエレベーターを見つけました。お母さんの手を引きます。セラピストがボタンを押します。二階に着きました。二階のロビーをぐるっと回って、またエレベーターに戻ります。「あいちゃんここ押して」とセラピストがボタンを指さすと、あいちゃんが押してくれます。「上手、上手」下に降りて、また押します。二階に着きました。本棚を見つけ、三冊手で落としてから、あいちゃんも倒れます。セラピストもまねをして倒れます。本を出してはまた入れます。階段で下に降りて帰りました。

お家では何をしていたのでしょう?

九月一六日：クリームが挟んであるビスケットのクリームだけ食べて、ビスケットをテーブルいっぱいに並べていた。そのうちマーガリンを出してきて、ビスケットに塗って、その上にもう一枚ビスケットを置く、を繰り返していた。

九月一八日：ピカチュウの頭にティッシュペーパーをのせて、その上にプラスチックのフタをのせた。お兄ちゃんが「『ひとりでできるもん』でやってた寝癖直しやで」と言うので、帽子を出してやると、お父さんの頭にティッシュペーパーをのせて、帽子をのせて喜んでいた。

「服を着るのを嫌がって、家では裸に近いような恰好です」お母さんからのお話です。

「肌の感触が嫌なのでしょう。乾布摩擦を続けてください。子どもは三歳までに大人に近い皮膚感覚になるといわれていますが、敏感さと鈍感さのアンバランスがまだ強いのです。手や布、いろんなもので、きつく、柔らかく、早く、ゆっくりと思いつく限りのやり方で、皮膚を擦ってください。顔を見ながら一番気持ちよさそうにする擦り方で擦ってください。頭も顔も、足の裏も擦ってください。子どもが離れるまでやってください。離れるまでが三〇分以上もかかるなら、ほんの少し強めに擦れば、時間が短くなります。擦っていると、皮膚の感覚のバランスができてきて、過敏や鈍感が修正されてきます」

「手で食べる」は指先の運動発達に効果大

一〇月、二八セッションになりました。あいちゃんはお母さんと来ましたが、一人で走って体育館に入りました。前回かくれんぼをした小部屋に入ります。「ア、アーン」お母さんの手を引いて一緒に入り、すぐに出てきました。ピアノのカバーを外し、フタをあけ、「ヨイショ」と発語します。「よいしょやね」とすぐに模倣します。鍵盤を叩いて、自分で拍手をします。「うまい、うまい」とセラピストも拍手をします。アンパンマンの電話や積み木を触ります。セラピストが新しい掃除機のおもちゃを置きます。「アー」と声が出ます。セラピストがスイッチを押すと、あいちゃんも押してみます。「アー、ウー」と声を出しながら、掃除機をかけています。三回スイッチをいれてみます。今日は新しいおもちゃがありました。コインを入れて、ジュースを出す自動販売機です。セラピストがやってみました。あいちゃんにコインを渡すと自分で入れてみます。ボタンを押さないので、「あいちゃん、押してごらん」と手を持って押してみます。渡したコインを全部入れます。ボタンを押します。「上手、上手」と褒めます。ボタンを押して、ジュースのカンが出て、チャイムがなると「アー、キ

指導のまとめ── セッション 24 ～ 28

場所が変わり、初回は怖がることもありましたが、セラピストやお母さんへの要求行動（手を引く）が増加し、水遊びなどの感覚刺激的遊びの時間が減り、三輪車や車椅子に乗る、おもちゃの自動販売機にお金を入れ、ボタンを押し、拍手し褒めるとセラピストの顔を見て何度も繰り返すなどが見られました。

これら遊びの質の変化と、舞台に隠れてかくれんぼをして、あいちゃんからの接近にくすぐりを随伴させるといった活動性を高める遊びが展開できたことから、発声頻度が上昇してきました（1 分間の平均で 1.5 回から 2.0 回へ)。

これと併せて、「ハイ」以外でも有意味語が出はじめ、ホットケーキを舐めて「オシー」(24 セッション)、オーブントースターに皿を入れて、チンと音がなると「デパタ（できた)」(26 セッション)、ピアノのフタをあけながら「ヨイショ」(28 セッション）などが確認できました。

これは走り回るあいちゃんに対して、全ての発声にフィードバックを随伴させることが困難で、明瞭で大きな発声には即時模倣、小さく不明瞭な発声には強化がない分化強化の対応となったことと関連している可能性がありました。

ャー」と大きな声が出ます。すぐに「あー、上手」とくすぐります。入れたコインは後ろから出てくるので、それをあいちゃんに渡すと、よく見ていて、自分でコインを後ろから出して、入れて、ボタンを押します。「ウフフ」と笑いながら、何度も繰り返します。お母さんの手を持って、エレベーターに行きます。ボタンを押さないので、セラピストが②を押します。また降りて、二回目は自分で②を押しました。本棚の前に行きました。本を出したり、直したりします。「ア、エー」「アオオー」「エ、エー」とずっと発声しています。二階のピアノを見つけ、開けようとしますが、開かず、セラピストの手を持って要求します。鍵が閉まっており、セラピストも開けられないと「アー」と怒ります。二、三回要求しましたが、あきらめ、階段に行きました。昇ると屋上に出ました。ニコニコしながら、走り回ります。屋上を閉めることになり（洗濯干しのために一時的に開けていた）、「戻ろうか」と言うと、ドアの前でお母さんとセラピストの手を持って何度も要求します。やりたいことへの要求が強くなってきました。お母さんに抱っこされて、体育館に戻りました。車椅子に乗るので、ベルトを締め、走って止めると、セラピストの手を持って、また要求します。今日は自分から帰らないので、「おしまいにしようか」と言うと、自分で靴を履いて、ニコニコとお母さんの手を持ちました。

一〇月の中旬、二九セッションです。相談室の工事が終わり、以前の部屋が使えるようになりました。あいちゃんはお母さん、お兄ちゃんと入室しました。机の上に紙とボールペンを見つけ、自分で丸を描いてから、セラピストの手を持って描くように要求します。セラピストがアンパンマンを描いてやると拍手をしてくれました。「ありがとう。拍手してくれたね」とセラピストが答えます。水場に行きます。「アー」と発声します。「アー、行こか」とセラピストも追いかけます。石鹸を水につけます。スポンジも持ちましたが、すぐに部屋に戻り、新しいフライパンを見つけました。「ヨイショ」と声が出ます。「ヨイショ、重いね」とセラピストも答えます。隣にあった、オーブントースターを開け、お皿にバナナやハンバーガーの食品サンプルをのせて中に入れました。セラピストがタイマーを回してチンと鳴らすと、グラタンを指さし、それも入れました。アルミホイルも切って、次のお皿に敷いて、エビフライ、ハンバーグ、グラタン、ポテトと山盛りにし、セラピストが「グラタン」「ハンバーグ」と言うと、あいちゃんが指さしてくれました。「フフー」「アクー」と声を出ます。自動販売機のおもちゃに触ります。コインを全部入れ、ボタンを押します。最後のジュースのカンが出ると、セラピストの顔を見て笑いました。「上手、上手」セラピストが頭をなでます。また水場に戻ります。スポンジに石鹸をつけました。セラピストが洗剤を少しつけてやります。

咳がよく出ますが、小さな声もたくさん出ています。部屋に戻りました。フライパンを持ってきて、コンロにのせます。小麦粉の袋を見つけるとセラピストに差し出し、開けるように要求します。小麦粉を直接フライパンに入れます。セラピストがコップに水を持って来ると少し入れました。シロップも持って来て「甘いの入れよか」と少し入れてやると、あいちゃんが直接飲んでみました。お兄ちゃんが、ガムやジュースを入れると「アー」と怒りました。フライ返しで混ぜていきます。コンロのスイッチを触るので、つけてやると少し固まったところで離れました。おもちゃ箱を触ります。セラピストがスイッチを押したばねのおもちゃを自分でも触ってみます。最後にお母さんのところに行きました。お母さんが一緒の部屋にいると、次々と自分で遊びました。

「ご飯のとき、まだ手づかみで食べることも多いのですが、子ども用のお箸で練習させた方がいいでしょうか？　大人のお箸は使いたがるのですが……」お母さんからの質問です。

「できれば、遅くまで手づかみで食べさせてください。指の発達が違ってきます。あいちゃんは絵を描きはじめていますが、お絵描きは物の認識力が向上します。そして、文字の学習にも貢献します。文字の学習で読む、書くができるようになると、知識の量が増大します。

どうして日本ではスプーンや箸にあんなに無理をするのかわかりません。指先の運動発達のために逆のことをしている。無理をすると不自然な箸の持ち方になります。あいちゃんは遊んでいる様子から、手をいっぱい使っている。無理をしなくても、箸を上手に使えるようになるはずです。しかし、お箸を使いたがるのは、いままで、模倣行動を高める対応をしてきた成果ですので、お箸を与えてください。お箸を持ちながら、手で食べるはずです。お箸の使用を催促しないでください」

今日は子どもの自立についてのお話がありました。

「育児書では〝自立を促す〟ことを強調していますが、自立は促す必要がないはずです。というのは、発達すれば必ず自立するものです。自立は発達の必然的な結果です。自立しないように育てることの方が難しいはずです。意識してほしいことは、自立は早ければ早いほどいいというものではないことです。ほ乳類は進化が進めば進むほど自立は遅くなります。人類も文化が進めば進むほど自立はゆっくりです。自立をせきたてると、余裕がなくなります。例えば、余裕を持って自分で靴が履けるようになった子は、翌日には靴を履けないお友だちの靴を履くお手伝いをします。せかされて靴を履けるようになった子は自分のことで精一杯で、お友だちを気遣う余裕がありません。自立は自分のことを自分ですればいいというものではない。助けて、助けてもらうものです」

集中とこだわり

一〇月の下旬です。三〇セッション目です。お母さん、お兄ちゃんと入室です。二〇センチ程の六面パズルが新しく置かれており、あいちゃんは早速縦に並べてみます。お兄ちゃんのしていた、ジュースの自販機のそばに行きます。自分でもコインを入れ、音が鳴るとセラピストの顔を見ます。「上手、上手」と頭をなでます。水場に行きました。水を出し「ンー」「ンワー」と発声します。セラピストも模倣します。セラピストが石鹸で泡をたて、「はい、あいちゃん」と手を出すと、「アー」と泡をとります。セラピストが泡を鏡につけると、「イー」とあいちゃんも鏡につけてみます。「あわ、あわ（泡）」とセラピストがモデルを出してみると「アワアワ」と模倣しました。「あわ、あわ（泡）やね」と返します。棚の前に行きました。マジックペンを持って、キャップを取ります。「マジックやね」と言語化します。マジックで急須をつきます。「ティ」「アイティ」と発声します。急須にやかんの水を入れました。残りの水も無理やり入れようとしましたが、入らず、セラピストの手を持ちます。「行くよ」

と残った水を入れて、溢れます。セラピストは紅茶のパックを持ってきて、「入れるよ」と急須に入れてやります。あいちゃんはパックをばらして、急須を振るので、「これにも入れて」と声をかけます。紅茶のかすを手で絞り、絞ったかすをプリンのカップに入れています。セラピストも一緒に絞ります。「上手、すごーい」と声をかけると「アーイ」と返事がありました。「あーい、すごい、すごい」と模倣します。一五分は集中して遊びました。オーブントースターを出しました。セラピストがアルミホイルを出してやると、プリンのカップにアルミホイルをかけました。「ハイ」とそれをトースターに入れたり、出したりを繰り返します。喃語様の発声がたくさん出ています。セラピストがタイマーを回して、チンといわせると、あいちゃんがタイマーを指さして「ハチ」と言いました。「八できたね」と返します。「タ、デキタ」と返事があります。「デキタね、すごい、すごい」と返します。この後、「アー」と言って走りまわり、平均台をしたり、机に戻ったり、ずっと発声をしながら、セラピストが「おしまいにしよか」と声をかけるまで遊んでいました。

お家の様子を見ます。

一〇月一一日：砂場で、バケツに砂を入れて遊んでいた。その中にどんぐりを入れてやると、全部出してしまった。次は葉っぱを入れると、自分も葉っぱをちぎって入れてスプーンで混ぜていた。

一〇月一七日：折り紙を持ってきた。何回も持ってきて、切ってという素振りをした。ハサミで丸く切ってあげた。

「ここでもそうですが、まだ水で遊ぶ時間が長いです。こだわりでしょうか？」

お母さんからの質問です。

「子どもの行動には、自閉症児の病的なこだわり行動と、成長・発達の中で出てくる集中現象とがあります。両者とも表面的には同じに見えます。しかし、細かく見るとはっきりした違いがあります。こだわりは判で押したように同じことが延々と続きます。集中現象の方は順次小さい変化が、積み重なる。少し時間はかかるが、月単位でみると、大きく変わってくる。あいちゃんの水遊びも、洗濯したり、コップに水や他の物を入れたり、小さな変化がたくさん混入しています。自閉症という固定観念で見ると小さい変化が見えなくて、こだわりに見えてしまう。しかし、きちんと見ると、こだわりとは性質がぜんぜん違います。むしろ成長、発達の喜ばしい状態です。明らかに集中現象です」

「叩く」は楽しく遊びたい気持ちの表れ

一一月の中旬になりました。三二セッション目の来所です。お母さんと入室し、三輪車に乗ります。三輪車についている電話を触るので、セラピストが別の電話を持って話をすると、セラピストの顔をじっと見て「アイ、アイ」とあいちゃんも話します。何度も顔を見ていま す。降りて、椅子に上り、棚のコップややかんを出そうとします。セラピストの手を持って、取ることを要求します。入れ物もいくつか出しましたが、まだ何か探しているので、「コーヒー持って来るね」と取りに行きます。「ウワー」と一度机から離れます。戻ってやかんにコーヒーを入れ、水を入れます。コップに少しずつそれを移します。スプーンを渡すと混ぜてみます。紅茶の瓶を出して、フタを開け、「アアアー」「アチャー」と発声しながらそれにコーヒーに入れます。セラピストは「あちゃー、お茶かな」と拡充模倣を返します。瓶に入ったレモン汁を机に置いてやります。「ワチチ」と言いながら、レモンをコップに入れます。「わちち、入ったね」と言語化します。液がこぼれ、服が濡れました。セラピストは「大丈夫、はい」とタオルを渡します。セラピストもタオルで体を拭いてやりますが、全く嫌がりません。

あいちゃんも服を拭きましたが、セラピストの手を持って、服を脱がすよう要求します。結局、全部脱いでしまいました。食品サンプルを触るので、「いちごいりませんか」と出してやると「アイ、ハイ」と返事をし、皿に盛ります。お皿がたくさんいっぱいになったので、机に並べ、「いただきます」とセラピストが食べるまねをすると、あいちゃんも手を合わせ、スプーンで食べるまねをしました。「おいしいね」と返します。三輪車の後ろにコップややかんをのせて、動かしはじめました。「ジュース入れなくちゃね」とセラピストも残ったジュースを「はい」と渡します。あいちゃんは「アーイ」とジュースを受け取り、カゴに入れます。「あーい、上手でした」と答えます。「ぶぶ、バックします」とセラピストが机の下に三輪車を止めてみると、あいちゃんもまねをして、バックで車庫入れです。「上手、上手」と褒めました。セラピストの手を持って、おもちゃ箱の前に行きました。「アテ」と発声します。「これか、開けてか」とフタを開けます。汽車を出し、「タ」とカゴに入れます。「あったね」と答えます。三輪車に乗り、セラピストの顔を見るので、「ぶぶぶぶ」と押してやります。止めると「アー」と発声します。「あー出発」とまた押します。途中で落ちているミニカーを見て「アッタ、アッタ」と拾って、カゴにのせます。「あった、あったね」とすぐに模倣します。おもちゃのジュースも見つけ、取ろうと降りると、お兄ちゃんが来て、三輪車に乗ってしまいました。追いかけて、落ちたミニカーなどをのせようとしますが、最後はあきらめて、違う三輪車に乗り、後ろのカゴにボーリングのピンとボールをのせました。セラピストの手を持って、もっと取ってくるように要求します。セラピストがあいちゃんの身体を擦ってやると、自分でマットに寝転び、背中を擦るように要求しました。三回手を持ち、要求します。新しい汽車の乗り物を出して、ボーリングのピンを汽車の穴に差してやると、あいちゃんもピンを取ってきて、差すように要求します。小さい穴にきっちり入らないと何度も手で要求します。動かして、止めると後ろを向いて、動かすことを何度も要求します。お母さんが、「ズボンはこう」と持っていくと自分から足を上げました。ボタンを自分で止めようとします。全部着るとお母さんの手を持って、バイバイと手を振ってくれました。

「家で服を脱ぐのはましになってきました。お兄ちゃんのランニングシャツならすぐに着ます。ただ、外に出てもスーパーなどでウロウロする時間が長くて困っています。帰ろうと言うとワーワー叫んで大変です」お母さんのお話です。

「行きたい所、したいことが増えるのは知的好奇心の現れです。ただ、家族もなかなか全部には付き合えない。健常児は経験の拡大を想像力でします。つまり、ごっこ遊びで経験を再構成したり、絵本などの代理物で経験を再現したりします。それが障害児はイマジネーションやことばを使って経験を拡大させることができない。子どもの行動レパートリーの範囲内でお話を作ってやると喜びます。わがままを強く主張した時にだけ、好きな所や物を写真に写してアルバムを作ってやると喜びだと、わがままはどんどんエスカレートします。わがままを受け入れ、中途半端なわがままは無視のコツです」

今日は「子どもが保育園ですぐにお友だちを叩いてしまう」というお母さんからの質問がありました。以前、あいちゃんのお母さんからも「子どもを叱らなくていいのか」と質問がありました。他のお母さんも悩んでおられました。

「重度の発達障害児の場合はお友だちに関心が薄いので、叩くということはまずありません。軽度の場合や、改善されて重度が軽度になるにつれて、叩くという行動が出はじめます。叩く様子をよく見てください。おもちゃの奪い合いの場合も相手の子に対して敵意や憎しみの感情は含みません。ほとんど蠅を追い払う様と変わらない。でなければ、挨拶のように叩くだけです。見ている大人には叩く理由がわかりません。楽しく遊びたいのです。どうすれば楽しく遊べるかをまだ身に付けていないので、とりあえず、叩く、押し倒す、爪を立てる、髪の毛を引っぱってみるだけです。軽く叩いたのでは手応えが貧弱なのでそれなりの強さで叩きます。健常児の場合も公園デビューでは、さしあたりお友だちを叩いてみるものです。しかし、その期間はごく短期間で卒業します。叩かれた相手のお友だちも、叩かれて痛いので、びっくりして泣きはするが、行為に敵意や憎しみが含まれていないので、意外にケロッとしています。おもちゃの争奪戦であれ、挨拶であれ、本心は楽しく遊びたいのです。叩く行為は、楽しい遊びが瞬時にぶち壊しになる。瞬時にぶち壊しになる行為を、障害児であれ、子どもが長期に繰り返すはずがありません。お友だちを叩く行為は、大ケガの心配がない限り、大人は黙って見物に徹すべきです。障害児がお友だちを叩いて、叱るということをすると、お友だちと楽しく遊ぼうという目的で叩いているので、お友だちへの関心を高めたら叱られる、と受け取ってしまい、社会性の発達に強いブレーキになってしまいます。とはいえ、叩く行為がいつまでも続き、強度がエスカレートする場合があります。楽しく遊ぶ経験がひどく貧弱な場合に、注意引き行動として叩いているとなかなか卒業してくれません。そんな場合には、まず、大人が楽しい遊び相手を勧めます。時に、大人が楽しく遊び相手を勧めようとしても、遊ぼうとしない子がいます。そんな時のとっておきの手段が逆模倣です。子どものそばで発声模倣、行為模倣を辛抱強く繰り返してください。発声模倣、行為模倣は前に話した通り、発達促進の秘中の秘です。遊びの楽しさを経験すると、遊び相手を叩いて楽しさを一瞬にぶち壊す行動は繰り返しません。

お友だちを叩くという行為に限りませんが、気になる問題行動が繰り返される場合には、その行動の生起頻度に注意してください。時間経過に従って頻度が減少するようだったら、問題は解決に向かっているので、時間の経過を待つだけです。時間が経過しても頻度に変化がない、あるいは増加するようだったら、問題解決のための対策が必要な状態です。毎日の生活の中で、行動生起頻度の増減を正確に把握するのはけっこう難しいものです。カレンダーに正のマークを書き込むことをお薦めします」

不安の緩和

一一月の第四週、三三セッション目です。お母さんとお兄ちゃんと来室したあいちゃんは、すぐにボールを見つけ、「アイ、ヤイ」「エイ」と投げました。セラピストも「あい、えい」とすぐに投げ返します。二、三度繰り返してから、ピアノに向かいました。フタを開け、叩いてみます。セラピストが「上手、上手」と褒めると、顔をみて自分でも手を叩きます。自動販売機のおもちゃを触ります。「オコー」「ホッホー」「イー」「ウキャー」とずっと発声があります。近くにあるおもちゃを次々に触ります。電話の受話器を持って「アイ、アグ、オーラ」と一人で喋るので、セラピストもまねをします。机にあったボールペンを持ち、セラピストに差し出します。「はい、アンパンマン描こうか」とセラピストは絵を描きます。食品サンプルを触るので、セラピストも一緒にお皿に焼きそばをのせると「オ、アイヤ、ンン」と発声が続きます。新幹線を見つけ、セラピストに渡します。動かしてほしいのでしょうが、壊れていて動きません。「あいちゃん、動かへんね。ごめんね」と返します。ポットを出して、水を入れはじめました。「ワーイ、オーワ」と声を出します。セラピストが紅茶の葉を出すとポットに入れました。いくつかコップを出してやると、好きなコップを探しています。「コレ」と言いました。「これにしよか」とすぐに応じます。角砂糖を出すと、自分でかじってみます。机の上のペン立てに立ててあったボールペンを引き出しに入れます。好きな色で丸や線を描きます。「ア、ハーイ」「ギョ」「ヨイショ」と発声が続きます。「はーい、上手、上手」「よいしょ」とセラピストも模倣します。ペンをセラピストに渡し、描くように要求します。「あいちゃん、描くよ」と女の子を描いてやります。「アイ、オ」「ヨイショ」とことばが出ます。「あいちゃん、よいしょ」とすぐに返します。机の上のシールを見つけ、貼っています。しばらく貼ってから、三輪車に乗りました。「オ、オ、ギャー」と声を出します。セラピストも三輪車で追いかけます。テレビの前で降りて、アンパンマンのビデオを手に取るので、セラピストが「入れようか」というと「ヤメテ」といいました。「はい、やめよう」と答えます。机のポットから水を入れて飲みました。「ア、イエ、ウイショ」と声を出します。穴開けパンチにたまったゴミを見つけ、じっと見ています。開けてばらばらこぼしたので、セラピストが掃除機を持って来ると、あいちゃんが掃除機で吸い込みました。お兄ちゃんがいる滑り台に無理やり昇って滑ります。お兄ちゃんが退いてくれないので、機嫌が悪くなり、お母さんの手を取りに行きました。おもちゃやお絵描きでたくさん遊びました。

お家でもお母さんにお絵描きをねだっています。

一〇月二五日：黄色のペンを渡してきて、描いてという素振りをする。ピカチュウの顔を描いてあげた。次に黒のペンを持ってきた。ピカチュウの目と鼻と口を描いてあげた。次に赤のペンを持ってきた。ピカチュウのほっぺを描いてあげた。描き終ると手を叩いてくれた。

一一月五日：私が色鉛筆を小さな鉛筆削りで削っているのを横で見ていた。削り終ると早速自分も同じように鉛筆を削り器にさしてぐるぐる回していた。

今日は、発達障害児の子どもたちにしばしば見られる恐怖症について、私たちにもお話がありました。

「一般的に子どもは不安が高いものです。特に不安が高いか、さほどでないかは、生まれつきです。親への依存が高い不安を緩和してくれます。先天的な不安の高さと依存の緩和作用とがアンバランスだと、さまざまな神経症様の症状が出てきます。街中の特定の看板が怖くて道路が歩けないとか、地下鉄の階段が怖くて地下鉄に乗れないなどです。不安が高いのは先天性の場合が多く、不安を下げる簡単な手段は坑不安剤などの薬物です。心理療法的には、依存を強めて親がそばにいれば安心という面を強めてやります。前者は対症療法なので問題解決に至りませんし、後者は、依存を強めると自立できなくなるという子育て迷信がはびこっていて、専門家のサポートなしでは実施が困難です。依存と自立は対立関係のものではなく、依存の延長線上に自立があるという認識に切り替えて、依存を十分に強めるという解決法が正道です」

指導のまとめ ── セッション 29 ～ 33

新しくなったプレイルームには不安なく入室。この間の発声生起率は大きく上昇しました。29 セッションでは 3.5（回／分）。これはあいちゃんの活動性が高くなってきたこと、無意味発声を連続強化せず、遊びの中であいちゃんの動作の言語化（「できたね」）を行ったことが要因と考えられます。さらに、「アー」と言って走る、「ハイ」「ヨイショ」とお皿を置くというように動作に発声、発語を伴うことが増えてきました。初期では自分に必要な時だけセラピストに要求することしかしませんでしたが、移動の時には必ず手を引く、セラピストが「いちごいりませんか」と声をかけると「アイ、ハイ」と言って、お皿に盛るという、対人関係での変化が見られました。32 セッションでは、さまざまな材料（コーヒー、ポット）を使った生活遊び、お皿に食品サンプルを並べ、「いただきます」と食べるまねをするとあいちゃんも一緒に手を合わせ、スプーンで食べるまねをするレストランごっこ、三輪車をセラピストと一緒にガレージに見立てた机の下に入れる車庫ごっこなど、次々に活動的に遊び、これまでで最も高い発声頻度 4.0（回／分）を記録。有意味語の生起頻度も上昇し、セラピストのことばの模倣「あわ→アワ」「できたね→デキタ」も増えてきました。発語のレパートリーは「ハチ（8）」（30 セッション）、ミニカーを拾って「アッター」（32 セッション）、ビデオをつけようとするセラピストに「ヤメテ」（33 セッション）などが確認されました。お家でもスーパーでおもちゃを手渡して、買ってというしぐさをし、戻すと何回も取って手渡したり、お兄ちゃんが父親からもらったカメラが欲しくて泣きながら追いかけ回すといった要求行動の強さと、お父さんとお母さんに歯ブラシと歯磨き粉を持ってきて渡し、磨きなさいと指示し、様子を見て自分もヨーグルトをつけて磨く、ヘアスプレーをかけて、父親の髪をブラシでといてあげるといった他者も含めた生活習慣への関心が見られています。

第三章

ことばの増加／人との関わり／自発的遊び

社会への適応

一二月、三四セッション目になりました。あいちゃんはお母さんと入室です。内線電話の受話器を持って「ハイ」と返事をしました。「はい、もしもし」とセラピストもまねをします。アンパンマンの電話やジュースの自動販売機のおもちゃを触ります。三輪車の小さなカゴにおもちゃのジュースを入れて、こぎ出します。「アウウウー」と発声があります。絵を描く時の水入れを見つけました。セラピストが水を汲んでくると、水入に水を入れて、海苔も持ってきて入れます。ホットケーキの粉をセラピストが開けるとそれも振りかけます。スプーンを出すと、混ぜて舐めてみます。ミニカー用の立体ガレージを取り出しました。ミニカーをガレージに並べはじめたので、セラピストも手にミニカーを持ってそばに座ると、セラピストの手からミニカーを取って、ガレージの中に入れます。「アグググ」「ウイ」と常に発声があります。ウロウロするので、「これかな」セラピストがトースターを出すと、中にあった食品サンプルを出して、皿にのせ、お母さんとさくま先生の机の上に持っていき、「いただきます」と手を合わせて食べるまねをしました。皆で「いただきます」と食べるまねです。セラピストが他の食品サンプルも持っていくと、お皿にそれを盛っていきます。ハンバーグ、エビフライと次々に渡すと、この後二〇分以上繰り返しました。小さな鍋やスプーンも見つけ、一列に並べてから机の上に置いていきます。さっき作った水入れの水も持ってきて、スプーンですくって、小さな鍋に入れます。セラピストの手を持って、水入れごと入れるように要求します。セラピストが入れると、スプーンで飲むまねをして、「オイシー」「アー、オイシー」と発語がありました。「おいしいね」とセラピストも飲むまね。ポテトの食品サンプルもかじって「オイシー」と発語です。「おいしい、おいしい」とセラピストもかじります。また内線電話を触ります。数字を押して、表示板を見ています。耳に受話器を当てて、「アイー」「アー」と返事です。一時間を過ぎても、今日は帰ろうとしないので、「あいちゃん、おしまいにしよか」とセラピストが言うと、走ってお母さんの所に戻り、手を持って帰りました。

日記は半年続きましたが、お家の様子はお母さんからの口頭の報告だけになりました。今週のあいちゃんの様子は、発声頻度が高くなっていること。「アンパンマン」とはっきり言ったことが報告されました。

今日は、他のお母さんから、睡眠について質問がありました。まだ三歳児ですが、寝るのが遅くなる日も多く、習慣づけが難しいようです。
「昔から、子どもを揺らしたり、子守唄を歌ったりして、寝かせる努力をしてきました。具体的には、脳が血液を最も大量に消費するので、血液が内臓や筋肉の方に集まると、頭は貧血状態になり眠くなる。就寝のコツは寝る前にお風呂に入る。ぬるめで、少し長めに。また少し食べ物が入ると血液が胃に集中します。それから、寝る前に子どもは不安が高まるので、抱っこをしたり、さすってやったりするといい。体を擦ると皮膚が刺激され、毛細血管が拡張して血液が四肢に流れ、頭は貧血状態になって寝やすくなります。疲れるとバタングーと寝られるというが、かなり疲労物質が蓄積されないと無理です。個人差もあり、保育所で昼寝ができない子もいる。子どもが寝やすいことをいろいろやってみてください。自律神経系の条件反射が関係するので、寝る手順を毎日、きっちり正確に反復することがコツです」

私たちには、以前にもお話のあった、現代社会の問題点についてレクチャーがありました。「広汎性発達障害という問題の解決を自然科学に頼ろうとしても、現在のところ、頼るに足る知識を人類はまだ手にしていない。近々、それが手に入る見込みもない。そんな現実を無視して、科学に頼ろうとすると、サイエンスフィクションに振り回されるだけになる。臨床家の仕事は原因追求ではなく、問題の解決であり、解決できないなら少しはましな状態にすることが仕事です。なぜ？　どうして？　どうすれば？　の問題に対して、われわれのご先祖様は実に巧みに知恵を生み出して対処してきた。自然科学が進歩しても、人間自身の心に関しては自然科学以前の時代と変わっていない。従って、われわれ現代人は、賢い知恵で対処しなければならないはずです。応用行動分析というのは、基礎研究で動物実験をしているので、自然科学の一分野だと思っている人が多い。だが、なぜ、どうしての疑問は棚上げにし、行動の大ざっぱな法則性を確かめるに留めている。自然科学そのものではないのです。言い換えれば、近代科学の技術と手法を駆使して、問題解決の知恵を追求している。応用行動分析の立場に立つ臨床家は、子どもたちの内的状況の憶測に拘泥することをやめ、基礎研究で明らかにされた行動上の諸法則に沿って目前の子どもの行動を制御しようとするのである。われわれの武器は基礎研究者たちが明らかにしてくれた行動に関する諸法則の知識です」

人の気持ちを理解する

一二月の中旬になりました。あいちゃんが相談室に来るようになってから、一年が経ちました。三六セッション目の来所です。今日もお母さんと一緒です。すぐに内線の電話機に触ります。先週と同じ番号を押して、耳に受話器を当てています。セラピストの手を持って、数字を押すように要求します。セラピストも、「四、一、一、……」と言いながら押してやります。椅子から降りて、三輪車に乗ります。セラピストも、カバーを外します。「ショ」と発声がありました。セラピストも「よいしょ」と言いながら、一緒に外します。ピアノを叩いて「アパパパ」と発声です。セラピストもすぐに模倣します。降りて、おもちゃのベビーカーを押して歩きます。「アジャババババ」と大きな声が出るので、「アジャババ、行ってきまーす」と動作を言語化します。机に向かい、コーヒーの瓶を持ち、コップを出しました。ポットに水を入れて渡して、押すところを教えると、コーヒーを入れてから、自分でいくつかのコップに水を入れます。「アーイ」と発声しました。「はーい、入りましました」と体を触りながら模倣します。カップを持ち、口に当てます。「チー、オイチー」と発語します。「おいちーね」とセラピストも一緒に飲むジェスチャーをします。棚を見て、セラピストの手を持ちました。「これするの?」と絵の具を取ります。「アーイ」と返事をしてくれます。「はーい、取りました」と渡します。茶色の絵の具を小さな入れ物に入れます。筆を入れ、大きなカップにも絵の具を入れると水も入れて混ぜはじめました。次々と入れ物に入れていきます。橙色の絵の具も出します。筆を入れ、混ぜて、水も入れます。ウロウロするので、食品サンプルの箱を出すと、「アイ」と皿を机に並べ、ハンバーグやエビフライを盛っていきます。セラピストも食品サンプルを持って、あいちゃんに渡します。八皿作りました。絵の具の筆を持ち、ハンバーグやスパゲティに橙色を塗っていきます。「ビー、アグー」と小さな喃語様の発声が沢山あります。「すごーい、あいちゃん、上手だね」と褒めました。次々に塗っていきます。筆を置くと、いただきますの手をしてから、スプーンで「オイシー」と言いながら、食べるまねです。「オイシー、オイシー」と何度も繰り返します。セラピストも「おいしいね、おいしいね」と一緒に食べるまねです。コーヒーをスプーンですくい、食品サンプルのグラタンにかけました。「オイチーヨ」「アイ」と言っています。「あい、おいちいね」とセラピストも続けます。またかけて、「ヨイショ」と発語です。「よいしょ、上手」とまねをします。スプーンを舐めて「イシー」とずっと発語します。この後、いただき物の本物のケーキがあり、出してみると「オイシー」と大きな声で発語がありました。食べて、おしまいになりました。

お母さんは、「家でも発声の調子はいいのですが、園からしつけをするように言われています」「買い物に行き、欲しいものを買わないとひっくり返ります」と訴えます。

「しつけをきちんとすると、活動範囲、思考範囲が大人が困らない範囲になる。しかし、しつけをやりすぎると子どもは何もしようとしない学習性無気力状態になってしまいます。しつけによって、行動に抑制がかかりすぎ、行動の自発性が貧弱になり、ロボット人間になってしまいます。低モチベーションになってしまう。しつけのやりすぎによる無気力は、子どもは困ることをしないので、表面的にいい子に見える。マイナスに気づきにくい。ところが、無気力状態の子に、積極的になれ〜、と叫んでも、号令をかけても、効果がありません。それに比べたら、やりたい放題にブレーキをかける方がずっと楽です。しつけには、しつけのやりすぎというリスクがあることを意識すべきです。健常児は広い意味で悪条件に対しての耐性が強いものですが、発達遅滞児では悪条件への耐性が弱いのでこのリスクに親は敏感である必要があります。特に言語は自己表現、自己主張のパワーが発達のエネルギーなので、行動の抑制や行動の強制は可能な限り最小限に留めるべきです。われわれの模倣行動を重視する指導では、しつけるべき行動項目のほとんどは少し遅めに自発的模倣で獲得してくれます。教育、指導、しつけは大幅に手抜きが可能なはずです」

「幼稚園の制服を嫌がります」

「模倣行動が活発になると、お友だちと違う服を着せる方が難しくなります。衣服のこだわりはしばしば着心地に対する過敏が原因です。朝晩、皮膚摩擦を繰り返すと、着衣のこだわりが解決します」

最近特に話題になる、「友だちと遊べない」「友だちの気持ちが理解できない子ども」についてもお話がありました。
「障害児はまねが苦手です。健常児は勝手にテレビの踊りのまねをする。人と同じことをすれば、同じ気持ち、同じ気分になる。美味しいものを一緒に食べて、『美味しいね』『美味しいね』と確認し合う。自分の身体内の経験と相手の身体内の経験が同一であることを確認し合うことが、相手の内面の状態を推測する一番のはじまりです。楽しいね、可愛いね、暑いね、疲れたね、眠いね、と共通体験の念押しが相手の心の理解のはじまりになります。家族揃っての食事、家族揃っての団らん、家族揃っての就寝、そうした同一体験がどんどん貧弱になっている今、身近な人の内面状態の理解が幼い子どもには難しい課題になっています。加えて、二歳を過ぎたあたりから対人関係のしつけがはじまります。初対面の人がやってきた。どんな人なのかな？　子どもがじっとその人を見つめて観察していると、『ご挨拶をするのよ！』と指令が来る。遊んでいるおもちゃを奪われて、奪い返すと、『いけません、仲良く遊びなさい！』と指令が来る。機嫌良くブランコで遊んでいると、『順番にしなさい！』

と指令が来る。しつけ、指導の過剰状態のために、能力全開で学ぶチャンスが押しつぶされている。人の意図理解と言語発達が重なっているというトマセロの言語発達理論で考えると、言語発達が良好なのに社会性の発達が遅れるというアスペルガー症候群というのは、ひどく矛盾した状態です。おそらく、言語獲得期にやや遅れて社会性の発達期があり、社会性の発達期としつけ開始期がほぼ重なることが原因しているような気がします」

がまんできたらえらい?

年が明けました。一月の二週目、三七セッション目の来所です。あいちゃんは、お母さんとお兄ちゃんとやって来ました。先に来ていた子どもがホットケーキを焼いていて、触りに行きましたが、「ダメ」と言われ、見ています。しばらくして、コーヒーの粉を探し、コップも出して、入れました。他の子どもがホットケーキから離れたので、あいちゃんが触りに行きます。また別の子どもが触ろうとすると、「アー」と手で払いのけ、嫌がります。コーヒに水を入れはじめました。「コーヒー」と発語がありました。「すごい、すごい、コーヒーやね」とセラピストがすぐに答えます。焼けたホットケーキにコーヒーを塗って、ひとつをフライパンから取り出し、皿にのせて食べはじめます。「アー、ニャイアイ、アヤマ……」

とずっと発声が頻発です。ホットケーキにコーヒーをつけて、食べます。掃除機や木のおもちゃを触ってから、セラピストの手を取って、洗面所に行きました。洗剤を鏡に吹きかけて、ブラシで擦ります。「ごしごし、上手」とセラピストもまねをします。「オヤー、オイ、アエー」と発声もしています。洗剤を便器にかけて、ブラシで擦ります。洗面台にも洗剤をかけて、スポンジで擦ります。「パパン、ショ」と発声も続きます。筆にも洗剤をつけています。手に泡がつくと、ぞうきんで拭いています。「ヨイショ」と発語します。「よいしょ、きれい、きれい」セラピストも一緒に拭いていきます。スポンジに洗剤をつけ、鏡を擦ります。「ハイ、ヨイショ」「ショ、アヤ、チョー」とずっと発声が続きます。あいちゃんが床にバケツを置きました。セラピストがデッキブラシで床を擦ると、靴下を脱いで、少し縮こまりながら、足で水をバシャバシャしてみます。絵の具がついて固まった筆を見つけ、鏡に落書きをします。「お絵描き、上手、上手」とセラピストが褒めました。自分で雑巾で拭いています。「ダイジョジョ、ヨイショ」「アシャ、アラア」といろいろな種類の声がでます。急に走り出しました。ハンバーガーを見つけ、「アンバガ」と発語です。「ハンバーガーやね」とすかさず返事をします。お母さんの手を握り、もう一方の手でバイバイと手を振ってくれました。

お家でのあいちゃんは、「いろいろな物に興味が広がっていますが、いったんはじめると、中断や変更が難しい、わがままが強い」とのことでした。

「子どもが好きなことに熱中するのと機械的、儀式的なこだわり行動とは、見かけはよく似ています。しかし、背後の行動メカニズムは大きく異なります。前者の行動の駆動力は好奇心ですし、後者は嫌悪刺激からの逃避、または、回避のための行動です。表面的には区別が困難ですが、しばらく見ていると、前者はゆっくり行動に前向きの変化が見られます。後者は、月単位で同じ行動が判で押したようにワンパターンが繰り返されます。いずれの場合も、行動を直接変えようとしても、労多くして益少なしです。前者は発達に貢献するので、常同行動にお手伝いをして促進をはかる方がいいでしょう。後者の場合は、精神的にいい状態ではないので、心身の安定をはかってください。甘えをたっぷりにし、無理させないで、ゆったり、まったり、で対処してください。時に、絶好調状態で常同行動が強く現れることがあります。絶好調状態は実力以上のことをするので不安が高まり、不安解消のために常同行動が出るのだろうと思われます。ことば関連の前向きの変化、対人関係の前向きの変化は、絶好調状態の時にしか出ない変化なので、常同行動がきつくなり一方でことばや対人関係に変化が見られるときには、きわめていい状態と判断してください。わがままが強い、というのは、行動の切り替えが難しいということだと思います。熱中行動が持続することは発達上とても重要なことです。そんな時には、切り替えが難しいものです。熱中が持続しているときの無理やりの中断は子どもにいいわけがありません。しかし、日常生活では、中断して切り替えが必要なときもあります。発達過程上、前者が重要なことであり、後者は大人側の都合なので、基本は前者優先です。心身の余裕がたっぷりになると、行動の切り替えが少しずつできるようになるので、ゆっくり待ってください。ゆっくり待っていても、がまんがなかなかできないようなら、些細ながまん、多分がまんしたのだと感じられたら、そのがまんが不十分であっても、褒めてください。がまんしたわけではないかもしれないと疑問があっても、そう感じられたら褒めてください。がまんしたわけではないのに褒めたからといってマイナスにはなりません。ゆっくり、少しずつがまんができるようになります。しかし、がまんという苦痛に耐える行動は、大人に好都合なだけで、発達の生産性が高いものではありません。がまんのしすぎは行動の自発性を貧弱にしてしまいます」

不適応行動の大半は好奇心から

一月の三週目、三八セッション目の来所です。あいちゃんは入室して、走って洗面所に行きます。トイレ用洗剤を見つけましたが、手につくと刺激がきついので、セラピストが食器用洗剤を代わりに渡そうとしますが、「ヤイヤイヤイヤイヤー」と怒ります。「ごめん、ごめん、あいちゃんこれでしよう」とセラピストが謝ります。急須を見つけ、洗剤を入れて、ポットの水を入れるようにとセラピストに手で要求します。急須にできた泡をスプーンですくって、今度はやかんに入れます。泡を手に持って、テーブルまで来て、なすりつけます。セラピストがタオルを渡すと、手を拭いて、お母さんの手を持ち、机の電話を触ります。「アイ、ハーイ」とお話です。「はい、はい」とセラピストもまねをします。セラピストが携帯から内線電話をかけました。「あいちゃん、お兄ちゃんいますか?」と聞くと周りをキョロキョロ見回しました。「ばいばい」と言うと、「アイ」と返事後、電話を切りました。急に立ち上がり、靴を持ち、お母さんに履かせてと要求します。まだ三〇分しか経っていません。絵の具やエレベーターに誘いますが、嫌がります。お母さんの手をひっぱり、「コーイ」と言いました。受付まで来ました。公衆電話があるので、セラピストの携帯をあいちゃんに持たせ、鳴らしてみます。「あいちゃんですか?」「ハーイ」「お電話してますか?」「フヤー、シェン、シェン」「お水で遊びましたね」「アーイ」「カカカー」と何度もやりとりができました。電話を切って、「やった、できたね」と抱っこしてグルグル回りすると、笑いながら、「キャー」

技術を使うための哲学 ―― その1

応用行動分析の行動変容技術は決してハイテクなどと呼べるものではなく、ごく素朴で常識の範囲を超えるものではありません。ですが、さんざん手こずっていた発達遅滞児の言語獲得を見事に成功させています。指導テクニックが今後さらに進歩すれば、行動コントロールの効率はもっともっとよくなるはずです。現在、応用行動分析のテクニックは障害児に限らず、さまざまな教育場面で、不登校、学級崩壊、いじめ、学業不振などの問題解決法として使われはじめています。さらに、企業関係で、人事管理、労働意欲、顧客の購買行動にまで応用が広げられている。特に、教育関係は幼い子どもたちが対象なので、行動コントロールの技術について大きな危惧を抱かざるを得ません。明治22年に出発した義務教育は、常に、何ごとに関しても、こうする方が子どもたちにいいはずだと考えて、改革を重ねてきました。教科書も、時間割も、カリキュラムも、学校の施設も、教員養成システムも……。そして現在、誰もが教育現場が問題山積で改革が必要だと考えている。しかし、何をどう改革すればいいのか、誰も自信を持ってそれに答えられない。私たちの子ども認識、教育認識に、大きな間違いを抱えているはずです。私自身に苦い経験があります。さくま先生の指導を受ける前、当時の行動療法家が一般に使っていた言語獲得の指導法をそのまま使っていました。ことばのない自閉症の男の子でした。絵カードを見せながら音声モデルを示し、子どもがまねして言えばお菓子を少し食べさせるというものです。かなりの時間、集中して行う必要がありました。週に1度、1時間のペースでやり、「チョーダイ」ということばを形成できました。しかし、非常に緊張したノドから絞り出すような声でした。そして、生活場面で自発的に発語することがありませんでした。過度に緊張した声は訓練の産物です。訓練で「チョーダイ」は言えるようになったものの、ことばの出にくい状態にしてしまったのです。

「アイ、アイ」と足を蹴って何度も要求します。他のセラピストが部屋からあいちゃんのジャンパーを持ってきました。いったん着て、すぐに脱いで、お母さんに着るように要求します。お母さんは着れないので、肩に置くと「イー」「アンパンマン」と発語します。「アンパンみたいやね」と返します。お母さんの手を引いて帰りました。

この頃、相談室ではあいちゃんは服を脱ぐことはありませんでしたが、「家ではシャツ一枚しか着ていない」とお母さんからお話がありました。園では厳しく指導され、脱がないそうです。保健所に行くこともあり、あいちゃんを見て、またしつけるように言われたそうです。「園や保健所でしつけのことばかり言われて、ここではしつけをしないように言われて、どうしたらいいかわかりません」お母さんは板挟みのようでした。

「しつけと呼ばれているものは、○○をしてはいけません、△△しなさい、と禁止と強制からできています。ことばはもっぱら自己主張、自己表現です。しつけとことばの発達は正反対の関係になります。健常児は、自己主張、自己表現の力が強烈なので多少の禁止や強制があっても発達を妨げないが、障害児は脆弱さを抱えています。しつけは幼い方が楽なことは確かですが、ことばの発達は年齢が後になるほど困難、不可能になります。ことばの方を優先させるべきです。さらに、ことばの発達促進のために動作、行為の模倣を活発にしますので、ことばを優先させた方がしつけは楽になります。母子関係が強固にできあがると、母親の笑顔がきっちりと強化子として機能するようになり、母親の悲しい表情はきっちりと抑制、罰機能を果たすようになる。そうなると、普通、考えられているような不適応行動は出ないものです。わがままで困り果てるような状態は、子どもをわがまま放題にするからではなく、まったく別の機制によるものです。健常児のような強固な適応性を持たない障害児に禁止と強制がいきすぎると、無気力状態にしてしまいます。無気力は大人が困る行動をしませんので、適応的になったと勘違いします。

必要なのは、しつけをすることではなく、子どもがよくしつけられたような状態に育つことです。しつけは後回しでも、模倣行動を活発化し、いいモデルを示すということをすれば、よくしつけられたようになるので心配無用です。しつけを強調する専門家と議論しても、あまりに常識化していることなので、話し合いが成立しません。はい、はい、と返事をして、しつけを後回しにしてください。

大人が困る不適応行動の大半は、子どもの好奇心からのものです。好奇心は学習の原動力です。好奇心からの学習は学習効率が高く、少ない反復回数で学習が進みます。好奇心が貧弱だと学習は効率が悪く、反復回数が五倍から一〇倍ほども必要になります。その上、嫌悪性が高く、学習を拒否するまでになります。先々の子どもの成長、発達を考えれば、芽生えはじめてきた好奇心を台無しにすることは厳禁のはずです。好奇心が発達し、ことばの獲得が進んでくると、子どもは質問をはじめます。これ何？　これは？　健常児の発達で、この時期を、質問期と呼んでいます。この時期では、大人の答えが一回で頭に定着します。そして、ことばが爆発的に増えます。発達遅滞を取り戻す絶好期です。質問による知識の増加よりも質問回数の増加の方が重要です。育児書などでは、質問をひとつひとつ丁寧に答えなさい、と言っていますが、次の質問が出てくる方がずっと重要です。一回の質問でよくわかるように答えたら、質問は一回で終了です。わかるように答えようとすると、答えがくどくどと、例えば、例えば、とかえってわかりにくくなるのが相場です。わからないが、面白く答える方が次の質問が出てくる。夕日はどうして赤いの？　朝から走りっぱなしで息が切れてるんだよ。朝日も赤いよ？　これから夕方まで走ることを考えて緊張しているんだよ、というふざけた答えの方が次の質問が出てきます」

五感のアンバランス

二月の二週目、四〇セッション目の来所です。あいちゃんは、すぐに水場に行きました。水を出し、スポンジを持ちました。「洗い物やね。じゃ、これお願いします」と石鹸箱を渡しました。あいちゃんは「ハーイ」と洗剤をつけ、洗いはじめます。「ハーイ、上手、上手、ありがとう」とセラピストは褒めます。「これもお願いします」とスプーンも渡します。「チュ、チュ」と言いながら、スポンジを絞ります。「ちゅ、ちゅ、泡泡いっぱい」と言語化します。歯ブラシも置いてやると、「ヤ」と言いながら、水場の縁や鏡を擦ります。「お掃除上手、上手」と頭をなでます。歯ブラシを持って、おもちゃ箱にいきました。食品サンプルのサンドイッチを持ちました。セラピストは「それ、絵の具つけるのかな」と絵の具を出してやります。「アイ」と絵の具を出し、歯ブラシにつけて、塗りはじめます。「わー、おいしそうなサンドイッチになってる。すごい」と褒めます。「ワー、ハー」「オイシイヨ」と発語があります。「おいしいね」と答えます。セラピストは焼きそばやスパゲティも机に出し、あいちゃんを抱っこします。あいちゃんは抱かれたまま、絵の具をつけ、「ペイ」「ハーイ」とスパゲティにも色をつけます。「はーい、上手、上手、おいしそうですね、そのソースは」と答えます。急に立ち上がり、電話に向かいます。「ハーイ」「テー」「コワーイ」と話しています。

セラピストも「はーい、あいちゃんですね」とまねをします。あいちゃんが机の上にあがりジャンプします「ハイヨ、イッタ」と発声します。「すごい、いったね」と模倣です。まるテーブルに上がり、セラピストの手を持って、くるくる回ります。「コワコワコワー、アーイ」と大きな声が出ます。「こわこわこわやね」とすぐに返します。降りておもちゃの飛行機の荷物室を開けました。「誰か、乗れるかな」と小さな人形を渡してみます。あいちゃんは「ハイ」と荷物室に入れました。「はい、入りました」と答えます。はじめてサッカーゲームに触ります。「コエコエ」と発語です。「これこれ、ボール入ったね」と答えます。おもちゃのギターの弦を引いています。セラピストに「ア」とギターを渡しました。「はい、やります」とセラピストも引いてみます。「ハイ」とあいちゃんも返事です。「ロンドン橋おちた、おちた……」とセラピストが歌うと「オチタ」と模倣しました。「おちた、すごい、すごい」と返事をします。やかんを触りに行きます。「ア」とポットも取るように要求します。「はい、どうぞ」と渡します。「オチャー」と言いながら、ポットを押してやかんに水を入れます。「お茶すごい、すごい」とすぐに模倣します。こぼれた水を手で拭いて、ティッシュやタオルでも拭きました。「オイカキョ、チャー」と大きな声が出ます。やかんの水に絵の具を入れます。「カイ、オイ、ヨイショ」と発声です。コップを持ってきて、茶こしものせて、色水を入れていきます。「すごい、すごい、お茶いれてるね」と褒めます。「ヨイショ、ユユユ」とずっと発声しています。またおもちゃを見ます。飛行機のジグソーパズルの箱が気に入り、持ち歩きます。もう一度、おもちゃの飛行機を触り、貨物室にジグソーパズルを入れていきます。この間「ワーイ、アイ、ハイカ、ヒー、オウ」「ココ、コレ」とはっきりした発声が出ました。セラピストは「これ、すごい、すごい、荷物いっぱいやね」と伝えます。幼児用のバイクに乗りました。部屋を動き回ります。セラピストも三輪車に乗って追いかけます。入り口の前まで来ると「アケケ、クダサイ」と言いました。「はーい、ドア開けます」と開けてやりました。外に出て、すぐに戻り、また動き回ります。「ココハヨー、ココハイイ、ハヨヨ、アークエ、アヤヤー、イコー、ココココ」と発声が続きます。セラピストも「ここやね、はやーい」とまねをします。三輪車に乗り換えました。テレビの前まで行くと、映った自分を覗き込み、熱心に話しかけています。「クエ、アアアイ、アカカカ」と言っています。疲れたのか、お母さんの膝に行きました。「オカエリ」と言いました。「あいちゃん、おかえり、疲れたね」と答えます。いろいろな物で思い切り遊びました。

あいちゃんは相談室でも本当によく声が出て、意味のあることばも出てきました。お家でも「たくさん声が出ている、調子がいい」とお母さんからお話がありました。

今日はことばの出はじめている女の子のお母さんから、気になる行動として「最近よく耳をふさぐことがある」とお話がありました。「ふさぎながら、歯ぎしりをしたりしています」とも言われます。

「遅れてことばが発達する子どもに共通して、感覚器官のダイナミズムに大きな変化があります。赤ちゃん時代からずっと口は飲む、食べるだけしかしていません。それ以外は泣き声だけで、自分の声を意識していません。少しことばが出はじめると、口の中の感覚が大きく変わりはじめます。同時に、聴覚や視覚にも変化が生じ、耳ふさぎや眼球擦りなどが生ずることがあります。赤ちゃんはだれでも、五感の感受性にアンバランスがあり、たくさんの皮膚刺激で、五歳までにバランスがよくなります。通常、聴覚優位なので、人の話を聞くだけでことばの学習が進みます。優位性がさらに過剰だと、耳ふさぎを示します。皮膚刺激の過敏、鈍感、味覚や嗅覚にこだわりや偏りを示す子もいます。五感のバランスのために、乾布摩擦をしてください。全身、朝、晩、服の着換えの時に、擦ってやってください。健康増進のためではなく、五感のバランスのための乾布摩擦なので子どもの顔を見ながら気持ちよさそうな表情を手がかりに、最適な擦り方を見つけてください。頭から足の裏まで、指の一本一本まで、嫌がる所はアンタッチャブルゾーンとして擦らないように、その境界線は特に丁寧に擦っていると、ゾーンは縮小していくはずです。消えるまで朝晩続けていると、ゆっくりと五感のバランスがよくなるはずです」

子どもが泥や砂を舐めるといった感覚の異常について、セラピー終了後に特別レクチャーがありました。

「砂や粘土、ボール紙などの異食、枯れ枝や鉄さびを舐めるなどの味覚異常を示す子どもがいます。注意引きの場合もあるが、五感のアンバランスによるものが多い。注意深く観察すれば区別は難しくありません。味覚は皮膚感覚に近く、全身のマッサージでバランスが改善すると、異食行動は消失します。ただし、改善は月単位のスローテンポです。一方、偏食もそうですが、模倣が活発になると、人がしていないことはしなくなり、人が好んでしていることはするようになるので、特別な操作なしで消失します」

自力で学ぶ力を育てる

二月の三週目、四一セッションになりました。あいちゃんは入室してすぐに、三輪車やバイク、汽車など乗り物を一列に並べます。「オイチョ、ゴーチョ」と発語です。「おいちょ、よいしょ、重たいね」とセラピストも手伝います。バイクに乗って、テレビに映った自分に話しています。「オイオイヨー」「カイー」「コエコエヨー」と発声します。走って、コーヒーの瓶とカップを持ちます。「ヒョー」「コーヒー」と言いました。すぐに「コーヒー、あったね」と返事をします。カップにコーヒーを入れて舐めています。セラピストもまねをして舐めて、「苦いね」と言うと「ガー」とまねをしてくれました。「ほんと、苦いね」とくすぐってやります。今日は食パンとジャムがあり、それも見つけて、パンにジャムを塗りました。コーヒーの粉もパンに振りかけます。できたパンをセラピストに差し出します。「ありがとう、いただきます」と言うと「イタダキ」とまねをしてくれました。「すごい、すごい、いただきますやね」とくすぐります。セラピストが「あいちゃん、パン焼けるよ」とトースターを持って来ると、トースターにパンを入れ、タイマーを回します。焼けるとジャムを塗り、あいちゃんも食べはじめます。「オイチー」と発語です。「おいしいね」とセラピストも答えます。「ハーイ」「パテチー」と今度は二枚パンを入れます。「オコワー」「オイチー」と何度も発語があります。パンを出して、一枚のパンにジャムをつけ、もう一枚をのせます。手についたジャムを舐めます。セラピストがパンにお菓子のピーナツをまぶすと、あいちゃんもまねをします。セラピストが「あまーい」と言うと、あいちゃんも「アー」とまねをします。

食べ終わり、机に向かいました。はじめて紙用ボンドをノートに絞り出しています。「すごい、すごい、べとべとだ」とセラピストも手伝います。セラピストの手を持って、トランポリンに移動します。手を持ったまま、ジャンプです。「バイジャジャジャー」「ワーイ」「アショー」大きな声がたくさん出て、その声に合わせてセラピストがくすぐると大きな声で笑います。「ハイチョ」「ハイチャ」いろいろな声が出ます。この後少しだけ水遊びをしてから、お母さんと帰りました。発語は小さな音ですが、発声がとても大きくなり、セラピストのことばのまねがはっきりと出はじめました。

お家でも先週に続いて、大きな声がたくさん出ているようです。鏡を見ながらいろいろな声を出すこともあるようです。「発語の準備をしています。できれば、やさしい声や意味のあることばに近い声にすぐに応答してください。緊張した声には答えずに」さくま先生からのアドバイスです。

あいちゃんが通っている園や保健所から、「しつけるように」「教えるように」と何度も言われます。別の就学直前の五歳の女の子のお母さんも、同じことで悩んでおられます。

「子どもが身に付けなければならない事全てを教えることはできません。例えば、単語は教えられても、楽しくおしゃべりをすることは教えられません。工作をすることは教えられても、工作の楽しさは教えられません。友だちと楽しく遊ぶことも教えられません。子どもに自発性、積極性が十分であれば教えるということのマイナスが少なくてすみますが、障害児、発達遅滞児の深刻な問題点は自発性、積極性が健常児ほどに強烈でないことです。教えるという行為はなんであれ、子どもから自力で学ぶチャンスを奪うことです。教え方が上手であれば、マイナスはさらに深刻になります。教えてもらって楽にできるようになると、次も教えてもらわなければならない状態になります。そうなると、自力で学ぶ力がますます弱くなってしまいます。学ぶことに、一層、受け身になってしまいます。健常児の教育現場で、至れり尽くせりの指導で学業不振児が大量生産になるのは、その典型だと思われます。発達遅滞児、障害児ではこのマイナスが一層ひどく現れます。積極的な模倣行動を活発にし、短期的には成果が貧弱でも、自力の学習能力が高くなれば、よくしつけられたようになります。積極的模倣行動の方に重点をおく方をお薦めします」

「オカアチャ」と呼びました

三月、四二セッション目になりました。お母さん、お兄ちゃんと来室です。先に来ていた子どもが焼いたホットケーキが机の上にありました。それをボウルに入れて、手で混ぜます。セラピストは、ポットに水を入れてきます。「あいちゃん、入れる?」と聞くと手を引っ張るので、少し入れます。さらにこね続けます。五分はこねたでしょうか。シロップをつけて、舐めてみます。ボウルからフライパンに移します。コンロの火をつけるよう、手で要求します。お玉を持って来ると上手に混ぜています。セラピストが火を見ていると、あいちゃんは汽車の乗り物に乗りました。「ア」「オカアチャ」と言いながら、お母さんに接近します。「はーい」とお母さんが返事をします。セラピストも「お母さん、見てやね」とすぐに答えます。トランポリンに移動しました。セラピストの手を持って、ジャンプです。「ジャンプ、ジャンプ、上手、上手」と褒めます。また汽車に乗りました。「クワイヨー」と言います。「こわいね」とセラピストも三輪車で追いかけます。ウロウロするので、トースターを出してみます。入っていた食品サンプルのハンバーグをお皿ごと出し、また入れます。タイマーを回します。セラピストは「お料理上手やね」と見ています。はじめてキックベースのおもちゃを触ります。セラピストも一緒にボールをゴールに入れてみます。「あいちゃん、ボールうまい、うまい」ギターのおもちゃも手でピンピン鳴らします。また汽車に乗りました。その時、内線電話が鳴りました。あいちゃんは飛んでいき、受話器を取って、「アイ、ココイク、デシタ」

と話して切りました。「あいちゃん、ここにいましたやね」とまねをします。遊んだことのない、木のおもちゃを触り、階段を指さして、登っていきます。止まって動かないので、見てみるとうんちをしています。「あいちゃん、うんち代えよか」と言うと「イヤ、イイ」と嫌がります。しばらくすると自分で脱いで、新しいおむつを持って、履かせるよう要求しました。お母さんの手を握って帰りました。

今日はあいちゃんがはじめて「オカアチャ」（お母さん）と呼びました。お母さんはとても嬉しそうでした。お家でも「とても調子がよく、台所仕事にますます興味が出て、コンロの火をつけることを覚えた」とのこと。相談室でも、いろいろな物で遊ぶようになりました。

以前、偏食の相談がありましたが、別の四歳児のお母さんから、「今まで、出したものは何でも食べていたのに、最近は食べる時と食べない時が出てきました。もういらないのかとさげようとすると、怒ってそのままにするように言うのです」と相談がありました。食事のムラがあるようです。

「偏食は、とにかく、後回しにしてください。偏食の矯正は発達遅滞児や障害児にとっては、労多くして益少なしです。偏食の矯正は親子共に苦痛に満ちていて、矯正に成功しても苦手

技術を使うための哲学 ── その2

さくま先生は最近まで、フリーオペラントの本を出すのをとてもためらわれたといいます。わかりやすく書くことへの抵抗もあったとおっしゃっています。

テクニックの背後にある哲学を無視しての勝手なつまみ食いは、さまざまな空恐ろしい結果を生み出してしまう。ロボット子どもを作ってしまうからです。

「待っていなさい」と言われたらＯＫのサインが出るまで待つ、という訓練を受けた子どもを待たせていたことを忘れてしまったところ、子どもが飲まず食わずで５時間も待っていたというエピソードを聞いた時には、心底、寒気に襲われました。視線が合わないということで、視線を合わせたらお菓子で強化するという手続きで、セラピストが左を向くと子どもが左側に寄り、右を向くと子どもが右側に寄るようになったという話は、寒気を通り越して、笑ってしまいました。

行動コントロールの技術の誤用です。

子どもを犯罪から守るために、未知の人とことばを交わしてはいけないと指導して、子どもを場面緘黙症にしてしまう現在の学校関係者に、行動コントロールの技術は闇夜に鉄砲です。

だからといって、現在のところ、言語発達遅滞児の言語発達促進の手段は応用行動分析以外では成果を出せない状態です。多くの発達遅滞児をことばがないままに放置することもできません。

さくま先生から教えを受けた私たちは、間違ったつまみ食いと戦いながら、フリーオペラント法を広げていかなければと考えています。

な食べものが食べれるようになるだけで、波及効果がごく貧弱なものです。その努力と時間をもっと発達全体への波及効果の大きいものへ振り向けるべきです。身体の成長ぶりを観察してください。栄養素の吸収には大きな個人差があり、食品表で栄養のバランスを考えるのは間違っています。これまでも自発的な模倣行動の重要性を強調してきました。子どもたちは模倣行動が進めば、みんながおいしそうに食べているものを自発的に食べるようになるものです。家族揃っておいしい、おいしいと、食べることです」

語彙数は増加速度より変化率に注目

三月の四週目、四四セッションです。あいちゃんが一人で「ハーイ」と言いながら入室です。「はーい、あいちゃんこんにちは、お母さん後から来るのかな」と答えます。すぐに電話に行きます。「ハーイ、アググ、イケ……」としゃべって切りました。三輪車に乗りました。セラピストも別の三輪車に乗って、追いかけます。降りて滑り台を逆登です。「たか〜いね」と伝えます。自分で滑ってきました。下でセラピストが「来た来た」とくすぐると笑います。机に向かい、ホットケーキの粉の袋を開けます。ボウルに粉を入れ、手で混ぜます。カップと水も持ってきて、コーヒーの瓶を開け、手でコーヒーを水に入れます。セラピストが「あいちゃん、これもあるよ」と急須とポットを用意すると、急須やポットにもコーヒーを入れ、水も入れて手で混ぜます。手についた水を自分の服や髪で拭いています。この間「アイ」「アウウ」「デイ」「チャヤチャ」「イキー」とずっと発声しています。フライパンを出すと「ハイ」と言いながら、泡だて器を持って走って戻ってきました。セラピストがボウルも持って来ると、フライパンにボウルの粉を入れ、コーヒーも入れます。セラピストの手を持って、混ぜるように要求します。「これくらいかな?」と聞くと、とろとろになるまで要求しました。跳び箱を飛ぶので、トランポリンやマットを敷いてサーキットのようにすると歩いて行き、最後は拍手をしています。「すごい、すごい、あいちゃん、上手、上手」セラピストやお母さんも拍手です。お兄ちゃんが飽きたのか、四五分頃から帰ろうとお母さんに言っています。あいちゃんは机のホットケーキを混ぜています。一時間きっかりで、お母さんのそばに戻りました。

「調子はいいのですが、ことばの種類が増えません。このままでいいのでしょうか?」

お母さんが聞かれています。

「今までひとつひとつ教えたわけではなく、子どもが自分でことばを獲得しています。語彙の増加の速度を気にする必要はありません。ことばの遅れは、どれだけ遅れているかが問題ではなく、一定期間にどれだけ変化しているかが重要です。気になるようならお家で、一、二カ月の間隔でテープを取ってはどうでしょう。子どもは毎日見ているので、日々の少しずつの変化に気づきにくいものです。月単位の間隔で録画をして再生をすれば、変化過程がはっきりわかります」

記録を振り返ってみると、ことばの種類はまだ少ないですが、発声の種類（発声トポグラフィー）については、以下のようになっています。第一セッションでは、「ン」「トッ」「ウー」「アッア」の四種類のみ、一八セッション目では「チチョウ」「エー」「ウー」「イー」「アハー」「アー」の六種類、二二セッション目で「ワー」「ハウン」「チャイチャイ」「カイカイ」「エーアイ」「アッテイア」などを含む二七種類、三〇セッション目で「ラララ」「モー」「パパラオー」「ダイアー「ギャオー」「オワワ」「イッチャー」「ドアー」などでことばにつながるものが四八種類と着実に増えています。

お兄ちゃんと遊びたい

三月の最終週、四五セッション目の来所です。お母さん、お兄ちゃんとお菓子のポテロングを持って入室です。「アー」と三輪車に乗りました。すぐに小さな車に乗り換えます。泡だて器を見つけ、手に持って、車で部屋を走ります。セラピストも三輪車で追いかけます。降りて、ホットケーキの粉をボウルに入れ、泡だて器で混ぜます。セラピストは水を汲んで、「あいちゃん、お水入れるよ」と入れてみます。コーヒーの粉をボウルに入れます。ボウルを持ちながら、トースターを探します。「ハー、アッケー」と発声です。「ハイ、オッケー」とセラピストも拡大模倣をします。トースターをセラピストが置いてやると、ボウルの液体をカップに移し、スプーンで舐めてみます。「アッチャー」「ソー」と発声します。絵の具も机にあり、パレットから液を器に移しました。セラピストが絵の具を紙にたらしていると、あいちゃんもまねをしました。「あいちゃん、上手、上手」と褒めます。セラピストが手に絵の具を塗って、紙に押すと、あいちゃんも絵の具がついた手で手形を押します。今度はきれいに自分の手に絵の具を塗っています。横にあったクーピーペンシルで線画を描きます。「あいちゃん、まる、上手だね」セラピストが声をかけます。ポテロングを食べながらあくびをするので、セラピストが抱っこしますが、すぐに降りて赤い手を舐めます。「あいちゃん、手洗おうか」と誘うと水場に行きました。泡立て器はずっと持っています。冷たくて「ハー」と声が出ます。滑り台に上がり、降りてから掃除機のおもちゃ、駐車場のおもちゃ、自動販売機のおもちゃを触りますが、あくびをして、遊びません。「あいちゃん、眠たいね」とセラピストがくすぐると、笑って、セラピストの手を引き寄せ、もっとくすぐるように要求します。お母さんの膝に行きました。「アー」「コワー」と発声します。立ち上がり、三輪車に乗りますが、お母さんが混ぜていたボウルのホットケーキを触りに来ました。今度はフライパンに粉と水を入れ、手で混ぜます。次に泡だて器で叩くように混ぜます。「あいちゃん、混ぜるの上手」と褒めました。ポテロングをお兄ちゃんがフライパンに入れたのをまねし、自分でも入れてから、泡だて器でつぶします。フライパンに手を浸します。スプーンですくいます。泡だて器で混ぜながら「マゼー、マーゼ」と発語がありました。セラピストは「まーぜー、まーぜー、上手、上手」と体を触ります。自分でフライパンを持っていき、コンロにのせ、カセットボンベをセットしようとします。「あいちゃん、先生つけるわ」と火をつけてやります。火がつくと手を叩いて喜びます。「アチー」「アクイー」と発語です。「あちいね、気を付けて」と答えます。あいちゃんは、火がついているのを確かめながら混ぜていきます。「マゼー」「ハクー」と大きな声が出ます。火から離れ、トランポリンに行きました。セラピストが「ぴょん、ぴょん、上手」と声をかけると。あいちゃんも「ピョン、ピョン」とまねをしました。「すごい、すごい、ぴょんぴょん、ぴょんぴょん」とセラピストは拍手をします。あいちゃんは椅子に戻り、トランポリンを指さして、「ア、ビ、ポ」「ココイ、アケー、マゼー」と話します。「あそこでぴょん、ぴょん、混ぜ混ぜしたね」とセラピストも答えます。机にあった水を飲んでから、水を汲みに行き、その水を「アイ、ドーゾ」と言いながら瓶に入れます。「はい、どうぞしたね」と答えます。焼いたホットケーキも手で混ぜます。一時間一五分が経ちましたが、なかなか帰らず絵の具を舐めてみます。滑り台に立ってから、急に帰る時間に気が付き、手を振るのも後ろ向きで、出口に走りました。

お家ではお兄ちゃんとテレビのチャンネル争いが酷いとのこと。あいちゃんが叩いてもお兄ちゃんはがまんして、たいがいは譲ってくれるそうです。以前にも友だちを叩いてしまう相談がありましたが、きょうだいやお父さん、お母さんを叩くこと、特に小さい妹や弟を叩いて困るという相談が多くあります。

「重度の自閉症の子どもは、きょうだい、親にも無関心なことが多い。それが改善されてくると今度は一緒に遊びたい。けれど、遊び方がわかっていない。さしあたり、叩いみる。それには憎しみや、嫌悪、憎悪などの感情は含まれません。重度の自閉症児で人を叩いたというエピソードを聞くと、私たちは改善の徴候なので嬉しくなります。テレビやおもちゃの取り合いのトラブルは成り行き任せで介入しないのが私たちの基本です。自発的模倣が活発になり、一人で遊んでいるよりもだれかと一緒に遊ぶ方がはるかに楽しいものだという経験を十分に重ねれば、

> テレビやおもちゃで楽しい ＜ 人と一緒が楽しい

と、楽しさの強度に不等式が出来上がります。奪い合いがはじまると、大きい方の楽しさが瞬時にフイになる。そんな行動は、基本的に、繰り返しません。実際には、ものの奪い合いが楽しい場合があるが、そんな時には、すぐに仲直りします。親の役割は、泣いた方を慰めることです。仲直りが上手というのは人間の貴重な能力のひとつです。ケンカをたくさんす

ると、仲直りが上手になります」

活発な喃語が発話に続く

四月になりました。四六セッション目の来所です。あいちゃんは、今日はいつもより早くお母さん、お兄ちゃんとやって来ました。すぐに食器のカゴを探します。セラピストがカゴを渡すと、食器を机の上に並べていきます。「あいちゃん、これもあるよ」とコーヒーとポットも渡すと、ポットにコーヒーを入れ、コーヒー水を作りました。それをボウルに注ぎ、カップで一杯ずつ「ジャー」と言いながらタッパに入れていきます。「ジャー、上手、上手」と褒めました。セラピストが抱っこし、小さな袋に入ったお砂糖も出すと、それをポットに入れたり舐めたりします。「アイヤー」「テキヤー」「アアー」と発声します。「アア、甘いーね」と伝えます。ポットにお玉を入れようとしますが入らず、もっとお砂糖がないか探します。「ヨイショ」と発語です。「よいしょ、これかな?」と新しい袋を渡します。袋が開かず、「アー」と言いながら、セラピストに開けるよう手を持ちます。紅茶のパックも見つけ、開けましたが、中身の葉が出てこないのでやめてしまいます。お兄ちゃんの持っていたトンカチを取って、ポットの中に入れます。「ア」と何かを思い出し、トランポリンへ行きました。「アイヤー」「ンーンー」「アイヤーアー」と発声が続きます。セラピストも一緒に飛びながら、発声します。「アッパ、ハコ、アコ、ハカコ」とずっと話しています。滑り台に行きました。上からトンカチをおもちゃ箱に投げ入れ、自分で拍手をします。「あいちゃん、すごい、すごい」とセラピストも拍手です。石鹸を見つけ持ち歩き、「アッコー」と指さし、ラケットも持ちました。「あっこにあったね」と答えます。「テクタヤー」と難しい発声もします。ボールプールに入ったので、セラピストは目が合うと「あいちゃん、こちょこちょ」とくすぐります。「キー」「アコー」と大きな声を出します。プールから出て滑り台を逆に登ります。セラピストがお尻を押すと「アーカーイー」「コーアー」と声が出ます。階段から降りて、三輪車に乗りました。「アイヤイヤイ」「アイヤイイヤー」と歌のような発声がありました。セラピストもまねて「あいあい、あいやいやー」と歌います。お兄ちゃんの隣に行き、ハンドルのついた操縦機で遊びます。「エイ、ウウー」とここでも常に発声があります。消防署のおもちゃがあり、ミニカーを入れています。サイレンを鳴らしました。セラピストの手を持って、鳴らしたり、止めたりを要求します。「はい、うーうー鳴らします」とセラピストが答えます。お兄ちゃんが意地悪をして、サイレンを隠しました。あいちゃんが怒って、指さし「ニイチャン」「アー」と取ってくるように要求しました。「お兄ちゃん、隠したね。はーい、取ってきたよ」と渡します。しばらく遊び、またコーヒー水の所に行きます。「タッキー」「ダー」「バギゲー」「オシー」「ワンゾー」と言いながら、水にホットケーキの粉を入れ、指でこねます。お兄ちゃんがボールをあいちゃんにぶつけますが、全く気にしません。「ココケ」「エイアー」「カコカコ」「オッケー」と粉を触ります。セラピストは「オッケーこねこねやね」と一緒に混ぜてみます。三時になって、お兄ちゃんが「帰ろう」と言っています。あいちゃんは落ち着いて着替えてから帰りました。

お母さんはさくま先生に、前々回同様、ことばが増えないことを聞かれています。しかし、今日のセッション中でも、新しい有意味語として「オーケー」「ニイチャン」「ジャー」「アッコー」などが確認されています。有意味語につながるような発声の種類、発声頻度は、ハイレベルを示しています（発声生起率は、三二セッションで四.〇〜四.二（回／分）。その後一度下がって、四〇セッションで三.八〜四.一（回／分）に上がっています）。

「喃語の発声頻度がその後の言語発達を大きく左右します。健常児も同じですが、喃語が活発だと、そのまま高い頻度で発話が続きます。すなわち、あいちゃんはおしゃべりな言語発達遅滞児になるはずです。おしゃべりだと、遅滞がどんどん改善され、遅滞児でなくなります。スキナーは言語行動を〝他の生活体によって強化される社会的行動のひとつ〟であるとし、言語をマンド（要求語）、タクト（他者との接触語）その他に分類しています。マンドは基本的に、欲しいものの名前を言えばことたります。タクトも名前を言えばことたりますが、ことたりればたりるほど、もっとたくさんのことを伝えたくなります。お茶が欲しいときに『お茶』と言えばお茶が飲めて完了です。犬を指さして『犬だね』と叫べば『犬だね』の返事が返ってくる。同意の返事が返ってくれば、次に、あの犬はお隣の犬と同じ種類だね、珍しい種類の犬だね、小さいので赤ちゃんの犬だね、凶暴そうな犬だね、などいろいろなことを伝えたくなる。ことばは要求語だけだと広がっていかない。タクト語が活発だとことばがどんどん広がります。『おいしい』は、何かを要求しているわけでなく、タクトです。今後の言語発達にとても有利なはずです」

「オハヨウ」と入室

四月の第二週になりました。四七セッション目の来所です。あいちゃんがはじめて「オハヨウ」と言って入ってきました。「おはよう、あいちゃん」セラピストもすぐに答えます。前に遊んでいた子どものホットケーキの粉がフライパンに残っているのを見つけ、すぐに混ぜはじめました。「ウナ、イレテ」「コナ、イレテ」と混ぜながら発語します。「マーデー、マーデー」とも言っています。「粉入れて」「まーぜー、まーぜー」とセラピストもすぐに模倣します。コーヒーを置いてやると、粉にスプーンでコーヒーを入れはじめました。コップに手を突っ込みます。ポットの下にカップを置きました。セラピストの手を持つので、「あいちゃん、お水入れるよ」と少し水を入れてやります。このフライパンは新しい物で、いつもあいちゃんが使っているのと違うことに気付き、自分で棚から古いフライパンを出し、絵の具と粉を入れ、手で混ぜています。新しいフライパンに粉も足して混ぜていきます。今日はここまでで四〇分も集中しています。滑り台に行きました。ウロウロして探し物です。シャボン玉の液とストローを見つけ、吸い込むので、「あいちゃん、吹くよ」とセラピストがスロトーを吹いてシャボン玉を作ると、「アー」とジャンプして喜びます。テレビ番組の『ひとりでできるもん』の女の子がする、手を九〇度にして取るポーズを何度も繰り返し、その時の決まりセリフ「アクタ?」も繰り返します。二、三回吸ってから、今度は自分でも吹いて、シャボン玉ができるようになりました。「あいちゃん、すごい、すごい、シャボン玉上手」セラピストが褒めました。「アハハハ」大きな笑い声も出ます。他児の作ったシャボン玉を見て「アクク」「アケエ」「ウエカー」とずっと発声しています。セラピストもシャボン液を吹いて泡だらけにしてやると、ずっと吹くようセラピストの手を取って要求します。「ぶくぶくするよ」とまた吹いてやります。一時間も過ぎたので、「あいちゃん、おしまいにしよか」と言いますが、今日はなかなか帰りません。お母さんが立ち上がるとやっとお母さんのそばに行きました。「あいちゃん、ばいばい」と言うと手を振ってくれました。

今日はあいちゃんが完全に自発的に、「おはよう」と言ってくれた嬉しい日でした。さくま先生はたくさんの親御さんから「子どもが人への関心がないのか、挨拶しない、謝らない、黙っている」という相談を受けます。「ありがとうは？」の催促がなければ挨拶ができないというマイナス面や、ワンパターンの挨拶では挨拶が挨拶にならない問題点については、以前にも触れました。あいちゃんのお母さんにも「ことばを教えたり、訂正したりではなく、親が挨拶や謝罪のお手本を示し、上手な模倣を『いいご挨拶ね』と褒めるのがコツです」とさくま先生は言います。

そんなあいちゃんは、お家では外遊びが好きになり、よく公園に行っているようです。ただ、「嬉しい時や興奮した時に手を吸ったり、ひらひらさせるのが気になります」とお母さんからお話がありました。

「ほっといても大丈夫です。なぜかはわからないが、自発模倣による言語発達が進むにつれて、自然に解消していく行動です。問題行動や不適応行動は、何もしなければ解決していかないのか、それとも時間経過で解決していくのか、それをきちんと判断することが、判断できることが、重要です。手のひらひら、指しゃぶりは、遅い早いはありますが、必ず解消するものです。おねしょもその例ですが、年齢が進むだけで解決するものに時間と労力を使うのは、より大切なことを進めるためのエネルギーと時間の無駄使いになります」とさくま先生は答えます。

指導のまとめ ── セッション 34 ～ 47

あいちゃんは指導の初期、遊びの中で電話の受話器を耳に当てて、「アイ」と返事をすることはありましたが、ここでは、電話の話が長くなりました。

セラピストの電話に対して、「ハイ、ハイ」「ゴニョゴニョ（意味不明）」「じゃあね」「アイ」と返事をして切るといったことも見られました。

発話が長くなり、母音子音が明瞭になって、喃語様の発声レパートリーも多様化しました。

そこで、無意味発声の中で有意味語に近いものに拡充模倣し、有意味語のレパートリーの拡大をはかり、さらに前章から出はじめたセラピストのことばの模倣に対し、音声模倣だけでなく、あいちゃんが喜ぶ抱っこやくすぐりを随伴させ、有意味語と無意味語の分化強化を行いました。

これに伴い、食品サンプルに絵の具をケチャップのように塗る（40 セッション）、全く触ったことのなかったサッカーゲームやおもちゃの飛行機を触るといった遊びが広がってきました（42 セッション）。

発語は、「オイチー」「ヨイショ」は安定して使用が認められ、「苦いね」と言ったセラピストの発声の一部をまねして「ガー」と言ったり、「いただきます」の「イタダキ」と模倣発話することもありました。その他、「マーゼー」（45 セッション）「オカアチャ」（42 セッション）「イデデ（入れて）」「オハヨウ」（47 セッション）など新しいレパートリーも出現しました。

この期間に家庭では、「ハイ」「アンパンマン」「オイシー」「カワイイ」「ピカチュウウ」「ヨッコイショ、ヨイショ」「オ（カエリ）」の発語が確認されています。

第四章

自発語の増大／認知的遊び／人とのやりとりへの発展

不適応行動への対処

四月の中旬、四八セッション目です。お母さんとお兄ちゃんと一緒に入室しました。入ってすぐに食器入れを出し、ボウルと泡だて器を手にしました。泡だて器を持ったまま、「ヨイショ、ヨイショ」と言いながら、セラピストの手を持ち、半円状に立ててあるトランポリンによじ登り、登れると「オッケー」と言いました。「オッケー、高い高い」とセラピストも答えます。降りてフライパンに粉を入れて混ぜます。ホットケーキ作りです。「カーテ、コーコー、カイヤー、コーコーアー」とずっと発声しています。ボウルにも粉を入れて混ぜます。「コーコー、アーケアコーコー」「ヨイショ」「コーケココ」「アーン」「コケー、ヨイショ」と発声は続きます。服が汚れ脱ぎました。椅子に「ヨイショ」と登り、フライパンに「アケー」と言いながら水を入れました。セラピストがコンロに火をつけ、焼いていきます。フライパンを覗いて「ウワー、オッケー」と叫びました。セラピストも「オッケー、上手」とくすぐります。「あいちゃん、はい」とセラピストがコーヒーを渡します。「ハイ、ヨイショ」「ハ、ヨイヨイヨ」とコップの水にコーヒーを入れました。それをフライパンに入れて混ぜます。「オーカー、コイヨー、キョ、オイシー」と発声します。「おいしい、おいしい」と模倣します。ホットケーキができて「ヨイショ」と言いながら、お皿に移しました。「アーケー」「コーケー、ヨイショ」と言いながら、熱いのを食べます。「アケ、アチャ」と言っています。「あちいね、気を付けて」とセラピストが声をかけると、「アケ、ヨイショ」と言いながら、セラピストの口許にスプーンをもってきて、食べさせてくれました。「あちいね、ありがとう」と答えます。お皿を持って移動します。お皿を置いてトランポリンに行きました。「アケ、アキ、ピョン、ピョン」と言って、セラピストの頭をぴちゃぴちゃと叩きました。「いて」とセラピストが言うと笑って、二、三度繰り返しました。今度はほっぺたを叩いて「キャー」「オッケー」と逃げ、三輪車に乗りました。セラピストが「待て待て」と追いかけると笑いながら、三輪車から降りて走ります。またトランポリンを飛んで、テレビに映った自分を見て笑っています。お皿を持って「オイシソウ」とつまみました。「おいしい？」とセラピストが聞くと「オイチイ」と答えました。ペットボトルに入った液体を見つけ、洗面所に行きました。液体を流して「ア、ケ、オッケー、オケアヤヤ」と発声しながら、スポンジに洗剤をつけて泡を作ります。「泡、上手」とセラピストもまねをします。「ハイ、ヨイショ、アウー」とずっと発声しています。すぐにやめて、掃除機のおもちゃを触ります。「オイ、ヨイ、コ」「アラ、チョイチョイ、カッター、オイシソウ、オイア、バーゲ、オカアサン」と言いながら、お母さんの膝に座り、またお皿から食べています。「お母さんとおいしいね」とセラピストも答えます。フライパンに残った焦げたホットケーキを取ります。「オカカ、オトウチャン」と言っています。立ち上がり、部屋を回って、電話を触ります。セラピストが「あいちゃんですか？」と声をかけると「アイチャン」と答えてくれました。「イー、カーピオ」と話しています。「あいちゃん、お話上手」と抱っこします。机にあった紙とサインペンを出して女の子を描きます。描きながら、「エー、アーヨイショ、コレ、オケケ、イヨヨー」と話しています。「これ、お絵描きうまい、うまい」と褒めました。セラピストもアンパンマンを描くと見て笑います。「アンパンマン」と発語してくれました。「アンパンマンやね」と答えると、「アンパン」とまた言ってくれました。あいちゃんがハサミで紙を小さく切りはじめたので、セラピストが「ぱっちん」と言いながら切った紙をテープで貼ると、「パッチン」とあいちゃんもまねをします。引き出しに小袋の砂糖を見つけ、ポットに入れに行きます。「マゼ、マゼ」と言っています。「混ぜ、混ぜ、上手」とくすぐります。お茶の葉も出してやるとそれも入れ、「アジャー、オッケー」と混ぜています。空のコーヒーの瓶を持ち、水を入れに行きます「コレ、コレ、オッケー」と言っています。その水もポットに入れました。たくさん遊んで、たくさん発声しました。

お家でのあいちゃんは、声はたくさん出ていますが、トイレにまだ入りたがらず、お菓子をもらってトイレの前で食べるようです。さくま先生からお母さんには「しばらくそれを続け、トイレ嫌悪の改善をはかり、それでもだめなら、トイレで絵本やテレビを見るように」と指示がありました。

あいちゃんもテレビを見るのが好きですが、お兄ちゃんとのチャンネル争いがあるようです。自分の見たいものだけで、まだ譲ったりはできません。今日は相談室で、他の子ども二人が、テレビを見たい子どもと見たくない子どもでつけたり、消したりになってしまいました。相談室では大人が指示を出すことはないので、最後は消してほしい子どもが泣いてしまいました。セラピストが抱っこして慰めます。

発達障害の考え方について、さくま先生からお話がありました。

「ＬＤ（学習障害）は全体的な知的能力は正常範囲で、読み書きの一部に著しい困難があるといわれていますが、この一部というのは、知的能力全体を構成するものなので、著しい困難があって正常範囲にとどまっているというのは、著しい困難以外はかなりハイレベルでなければならないことになる。ＬＤという診断名を持つ子どもがごく少数ならばあり得ることだろうが、少数とはいえない状態です。くわえて、原因が脳障害だといわれている。教育、指導で改善が難しいので脳障害に違いないという。教育、指導が十分にハイレベルであれば、ある程度合理的な推測ですが、これまでの教育では、各種の問題を持つ子どもをどうすれば一人前にできるかについて、ほとんど努力をしてこなかった。現在、健常児範囲の不登校児に手こずり、学級崩壊でお手上げになり、いじめ問題で四苦八苦している状態で、努力の成果が出ないので脳障害に違いないという決めつけはあまりにひどすぎる。われわれの仕事は診断ではない。原因追及でもない。子どもたちの抱えている困難の解決であり、困難の軽減なのだという自覚が重要です」

五月の中旬になりました。五一セッション目の来所です。お母さん、お兄ちゃんと入室する時に、「あいちゃん、こんにちは」とセラピストが言うと「ハーイ」と答えてくれました。机に向かいます。今日はパンやきゅうり、ハムといった食材を用意していました。あいちゃんはセラピストと一緒に、さっそく包丁を持ってきゅうりを切っていきます。パンに塗るチョコクリームを舐めて、「ティシャー、チョココー」と発語します。「チョココ、甘いね」と伝えます。マヨネーズを出すと、パンを小さく切って、パンに塗り、ハムときゅうりを挟んでサンドイッチを作ります。「ハ、オッケー」と発語です。「オッケー、サンドイッチ上手」とセラピストが褒めました。あいちゃんはお家ではハムを食べませんが、自分で切ったハムは食べています。ボールプールに行き、中で寝転び「ウワー」「ココー」と発声するので、セラピストが声に合わせてくすぐります。笑いながら出てきて、また机に向かいます。チョコクリームを水に入れて混ぜ、ジャムも入れます。「イレテ」「マゼー」と発語します。「入れて、混ぜて、上手、上手」とくすぐります。切って残ったハムときゅうりを皿に「パキ」と言いながらのせました。つまんでいるので、セラピストが「おいしい?」と聞くと「オイチー、ダイヨ」と答えました。「キャコー」と三輪車に向かいます。「カーシャン、アーヨヨヨ、オイチイヨ」と報告します。洗濯機のおもちゃにきゅうりを入れて「デキタ」と言いました。「できた、すごい、すごい」セラピストも答えます。「アカー、ココチャオー」といろいろな発声があります。おもちゃ箱に行き、ブロックを出しました。漢字の井の字のような形のブロックを考えながら作っています。「テー、オシテチョウダイ、テテテ、コレガー」「ナマジ、フェイフェイ、オウワー、オカアシャン」「コレヤッテミヨウ、デキター、ワー」とずっと発声、発語が続き、セラピストの模倣が追い付かないほどです。最後は「イレテ、デキタ、ハイ」と言って、ぐしゃぐしゃにしました。ブロックで二五分集中して遊びました。

お家では、『ひとりでできるもん』のまいちゃんのまねで洗濯物をたたんだりするとのこと。発声は自分で確認するような発声が多い。ブロックで遊びはじめ、台所でもいろんなものを混ぜているそうです。トイレは排泄なしで、一度だけ便器に座っていたことがあったようです。


あいちゃんも長い間、水遊びをしましたが、今日は自閉症の小学生のお父さんから、「家の中でお水を少しずつこぼして困る」というご相談がありました。「お風呂場ならいいのに、カーペットや布団など怒られそうなところにわざとする」とおっしゃっています。

「お父さんたちが『わー』と言うと本人はどうしていますか?」

「それが、嬉しそうにしています」

「自閉症の子どもに多いのですが、注意引きでしょう。お父さんたちが『わー』と言うことがその行動の目的です。ですから、それを風呂場でやったら、大げさに反応してください。お部屋でやったときには抑制的に反応してください。無反応だと水撒きがエスカレートするはずです。この対応は、反応強度分化強化手続きといいますが、風呂場でやれば、直後に大げさに反応する。部屋でやれば、少し遅らせて抑制的に反応する。注意引きが目的なので、注目効果の大きい方の行動に変わっていくはずです」

この反応強度分化強化手続きについては、私たちも、噛みつく癖のある子どもたちへの対処法として教えてもらっています。まず、噛みつかれたら、噛みつかれた部分を逆に子どもの口の中に押し込む方がいい。押し込まれたら口が開いてしまい痛くない。次に、噛みつく強さを冷静に判断する。強く噛んだ時と、少し弱めに噛んだ時とで反応を変える。強く噛んだ時にはごく控えめに痛いと反応し、弱めに噛んだ時にはうんと派手に痛がります。弱めに噛んだ方が効果が大きいわけです。噛み方が弱くなるはずです。強弱関係をつぎつぎに弱い方へ移動させていくと、噛むではなく、舐めるになっていくはずです。噛みついたりしないように、と対処すると、なかなか思うようになりません。行為の力を弱めるという手続きの方が能率的です。強度が弱くなると、叩くは触るに、投げるは渡すに、壊すはていねいに、叫ぶはささやくに、なります。自傷行動に関してもいろいろ教えていただきました。この他、さまざまな不適応行動への対処法について、さくま先生が書かれた『広汎性発達障害児への応用行動分析（フリーオペラント法）』（二〇一三、二瓶社）、がお役に立つはずです。

子どもは自分の気持ちを伝えたい

六月の第一週、五三セッションです。あいちゃんはパンフレットを持って、お母さんと入室しました。調理器具を出します。コーヒーをボウルに入れ、水を少し入れました。今日は卵もあったので、「あいちゃん、卵あるよ」とセラピストが渡すと「マゴ」と模倣して、上手に割ります。「卵やね」と返します。泡だて器でそれを混ぜ、小麦粉も入れます。お母さんの手を持って混ぜるように要求します。服に水がついて、嫌がって袖をまくります。あいちゃんもお母さんの手を持って一緒に、「イデテ、ハプ、マデテ」と発語しながら混ぜています。セラピストもすぐに「入れて、混ぜて」と模倣します。「デンダイワー」「デキタ」と言って、机に寝転びます。お母さんが手を休めるとすぐに手を持って続けるよう要求します。「エテ、イレテ」とコーヒーの液も入れました。フライパンを用意し、粉を入れました。「アイチャン」「デキタ、アイチャン」と二語文で報告します。「できたね、あいちゃん、すごい、すごい」とセラピストがくすぐります。コンロに火をつけることを要求し、「ヨイショ、アアア」と焼きはじめます。おもちゃ箱に移動し、セラピストの膝に座って遊びます。他のセラピストが見ていたフライパンに戻り、様子を見て、トランポリンに移動します。「アイヤー、オヤオニャ」「オイシー、ケシタヨ」と発声しながら、トランポリンを飛びます。古いフライパンも見つけ、机に置きました。そこに残っていたボウルの粉も入れるので、「これも使う?」とセラピストがマヨネーズを出すと「エ、ヨイショ」と返事をし、フタを開けました。しばらく焼いてセラピストが「あいちゃん、どうかな?」と聞くと「ウヤヨ、ヤケテル」「ウワ、オイシイ」と答えてくれます。「焼けてるね、おいしいね」と返事をします。焼けたものを手で触って、お皿を持ってきて、自分で移しました。「タ」と言うので、「できた」と拡充模倣をします。焼けたケーキの上にも粉をかけて食べはじめました。セラピストが「おいしい?」と聞くと、頷いて「オイチー」と返事があります。マヨネーズをセラピストに持たせて、「マヨ、アジワイヨー」とかけることを要求します。少しかけて、セラピストがバナナを持って来ると、自分で皮をむき、「コレヲ、イレテ」とバナナを小さくちぎって、デコレーションです。「デキタヨ」と机の上に置きました。「あいちゃん、できたね、すごい」「ちょーだい」とセラピストが言うと「ダメダヨ」と言われました。古いフライパンに残っていた中身を他の皿にも盛り付け、液体チョコも渡すと、上手にスプーンで飾り付け「デキタ、ワーイ。ワグ、ワグ」「デキチャッタ」と大喜びで「オカーシャン、ハイハイ、デキタ」と伝えます。ここまで四〇分集中して遊びました。机に向かい、ティッシュの箱にテープを張り付けます。紙をハサミで切りはじめました。セラピストが紙の端を持って、切りやすくすると「ジョーナー、アイチャン、キッテ、アイアヨー」と発語があります。「切って、あいちゃん、上手」と返事をします。「いっぱい切ったね」と褒めました。セラピストが抱っこして座り、シールを出すと、紙にシールを張っていきます。ペンも見つけ、セラピストに渡すので、女の子を描いてやると、じっと見ています。セラピストがペンを直そうとすると、「ワワワー」と続けるよう要求しました。「アイチャント」と発語し、一緒にペンを持ってお絵描きします。「あいちゃんと一緒に書くね」と答えます。封筒にシールを入れながら「コレヲ、コーノー」と喋っています。「オワワー、アイチャン、オカカカー」「オイタイヨアー」「オウコカー」といっぱい発声しながら、封筒にテープで封をするように要求します。「はい、ぺったん」と貼ってやります。「アイチャン、デキタ、イレヨカ」「ドッコイ、オワー、デカイヨー」と発語しながら、皿のケーキを食べています。一時間が経ち、「オカエリー」とお母さんの所に戻りました。あいちゃんは先月から出はじめた二語文で、いっぱいお話ししてくれました。また五月の最終週には、お片付けを自分から手伝ってくれました。

お家でも子ども向け料理番組の材料をお母さんが用意すると、細かく観察していて、場面の再現だけでなく、時間経過も同じようにしているとのこと。服を脱ぐことも大幅に減って、少し濡れると、自分でさっさと着替えているそうです。発声は目立ってよくなっていますが、日によって差があるようです。

あいちゃんも「アイチャン、デキタ」と報告が出はじめていますが、今日は保育園に通う子どものお母さんから「しゃべっていますが、幼稚で、わからない話でイライラします」とご相談がありました。

「親は〝いつ、どこで、誰と〟という事実が聞きたい。子どもは〝自分の気持ち〟を報告したい。親と子どもで食い違います。これは、ただ子どもの話を聞くだけで改善します。子どもは自分の経験した印象的なことを話します。ことばが伝わることはとても嬉しいのです。嬉しいという体験は欲が深く、もっともっとと欲張りです。お母さんにもっと具体的に、正確に、たくさん知らせたいのです。それを、いつ、どこで、誰が、と質問漬けにすると、話が受け身になり、一番伝えたいことが後回しになり、一番伝えたいことが話せないことになり、話す楽しさがなくなります。そうなると、無口になり、言語発達の停滞にまでつながります。子どもの話は、子どものことばのわかった部分を反唱しながら聴くのがコツです。お母さんにわかってもらえるように子どもが努力します。親にわかるように話せるまでゆっくり待ってあげてください」

集団行動への参加

六月の二週目、五四セッション目の来所です。あいちゃんはお母さんと入室しました。食器を出して、「ココカカキ、イーオカ」と言いながら、バナナを皮ごとナイフで切りました。ボウルに卵を入れて「マゼテ、イレテ」とスプーンで混ぜています。セラピストも「入れて、混ぜて」と模倣します。抹茶の粉があり、それも「イヤー、イレテ、アカカカ」と入れました。コップにヨーグルトを出しました。それもボウルに入れます。「イエ、イレテ、エ、イエ」と発声が続きます。フライパンをコンロにのせました。セラピストの隣に座るので、くすぐると笑っています。お椀に、ヨーグルト、水、コーヒーを入れて「イエ、ヤダー、チャオー、ミャオー、カカコ」と言いながら、混ぜて、ボウルに入れました。「エコー、ゴハゴハ」と大きな発声が続きます。一〇分でやめて、机に向かいました。引き出しに入っているものを取り出します。葉書を出して、ペンを持ち、セラピストに渡します。「はい」とセラピストが住所を書きはじめると、郵便番号の所を差して、書くように要求します。「はい、六五〇の……」と書いていきます。あいちゃんはじっと見ています。「エ、アヒヒ」と今度は封筒に書くように要求します。また住所を書いてやると、封筒にシールを入れて、葉書を封筒に重ね、セラピストにテープで貼るよう要求します。シールを持って、別の封筒を持って、「レテ」

とシールを封筒に入れるように要求しました。「はい、入れました」と中に入れてやります。「ナパ、アパ、ンパー」と封筒を持って発声します。またペンを持ってセラピストに書くように要求します。封筒にあいちゃんの名前を書くと、テープを何重にも巻いて、その封筒を手に持って「アイ」と言いながら、三輪車のカゴに手紙を入れました。「トントン、ヤッター」「コレコレ、アハー」と三輪車をこぎ出します。降りてウロウロするので、セラピストが新しい洗濯機のおもちゃを出すと、「ワイ」と中に小さなタオルを入れて見ています。「ワープッカ、イカン」と発声します。すぐにやめて、テレビに映った自分を見ながらブロックを触ります。「アキー、ウウウ、オーココケー」と発声します。しばらくしてやめたので「絵の具取ってくるから、待っててね」とセラピストが言うと、「ハイ」と返事をしてくれました。他の子どもが鳴らしていた鉄琴をまねして、別の鉄琴を鳴らしています。水場に行きました。セラピストが絵の具を持って来ると、出して水を流しています。あいちゃんの取った色を「むらさき」と言ってやると「ムニャナキ」とまねをしてくれました。「紫、やね」とくすぐります。「ハーイ」と返事もしてくれました。顔に絵の具がつくと、鏡を見て自分で拭いていま す。「アハハ、オー、オニョ、エ、オレッホー」と笑っています。「アヤ、ココココ、カカカー」と発声が続きます。他の子が使っていた絵の具の水入れを取りに行きました「カッテ（貸して）」と言っています。「あいちゃん、貸して言えたね、すごい、すごい」と褒めました。歯ブラシも手に持ち、絵の具をつけて、水も流します。「ア、アカカ、オ、エキオー、オホホ、アオコ」「イ、カーチャイ、カエー、ココ、イレテ、オッジャー」と話しています。ズボンが濡れ、触っていますが脱ぎません。セラピストが「お水、ジャーやね、はい、どうぞ」とモデルを呈示をすると「ジャー、ハイ、ドウゾ」と模倣しました。スポンジで水をパシャンとして、「ア、ヌレチャッタ」と発語がありました。「あ、濡れちゃったね」と答えます。お母さんが「あいちゃん」と呼ぶと「ハー」と返事をして、すぐにおしまいにしました。

お家では、ハサミ（逆持ち）に凝って、いろんなものを切っていること。ニンジンをおろし金で擦っていることもあるとお母さんから報告がありました。調子がいいようです。

六月の四週目、五六セッションです。今日はお兄ちゃんも一緒です。他児がやっていたフライパンの粉を混ぜるのをまねします。コーヒーやバナナも入れました。「バナ」と発語があります。「バナナやね」と答えます。一〇分ほどでやめて、おもちゃのボーリングのピンを触ります。セラピストが立ててやると、あいちゃんが数字の順に並べていきます。「あいちゃん、すごい、すごい、一、二、三、四やね」と褒めました。大きさの違うピンは嫌で、

強化スケジュール

「行動形成に重要なのは、強化子の随伴操作です。発達途上の子どもが、適切な行動（発語など）を示した直後に、強化子（発声模倣や褒めことば）を随伴させると、強化作用によって、適切な行動の生起頻度が増加します。しかし、適切な行動に100％忠実に強化子を随伴させ続けていると、少数回の非随伴事態が続くと、急速に適切な行動の生起頻度がゼロに帰してしまう（消去)。ところが、適切な行動に、時々、非随伴事態が混入しながらだと、生起頻度は簡単にゼロになりにくくなる。これを消去抵抗といいます。子どもを机に座らせての指導では100％の忠実さで強化子が与えられるが、フリーオペラント法では、子どもが常に目の前にいるわけではないので、適当回数、非随伴事態が混入することになる。家庭での子どもと母親との間でも同様です。このことが期せずして好都合な結果をもたらしている。行動形成の効率としては100％忠実にから出発して暫時、非随伴性の挿入回数を増やすのがベストなのだが、レバー押し反応などの基礎研究では詳細な検討がなされているが、臨床状況では、事態が込み入っていて詳細な検討は無理。せいぜいこころがけの程度にしかできない。しかし、これはさほど意識していなくても、結果がそうなります。というのは、発声頻度が少ない時期には几帳面に音声模倣が繰り返され、発声頻度が多くなると、適当に音声模倣、発語模倣が間引かれるようになる。これは、机を挟んでの1対1対面での指導ではない利点のひとつです。

2語文、3語文が頻出するようになったら、逐語強化からまとめ強化に移行すべきです。『ケンチャンノオウチノ、リリーチャンハ、シッポノサキッチョガ、チヂレテイテ、トテモカワイイノ』『あら、ちぢれているの』。はじめてのことばだけを反唱してまとめ強化をする。まとめかたは各種各様あるだろうが、この段階に達したら、几帳面でない方がいい。気をつけるべきは、ことばの修正、訂正、強制などで言語発達の阻害をしないことです」――さくま取り除きます。並べたピンをお兄ちゃんが倒しました。「アー、イヤー」とあいちゃんが怒りました。セラピストが「一、二」と言いながら、紙にも数字を書いて、その数字を丸や三角で囲むと「ロク」と発語します。「六、すごい、すごい」と返事をします。またお兄ちゃんが紙を破ります。「アヤー」とあいちゃんが怒りました。セラピストが破れた紙をテープで貼ると「アハハハ」と笑っています。あいちゃんも数字に丸をつけました。セラピストの手を持つので、九まで書いてやめるとまた手を持ちます。一〇まで書くと手を放しました。「アヤヨ」と机の引き出しを開けます。すぐに降りて自分で鞄のおむつを取りに行きます。自分でおむつを履き替えて、Tシャツも着替え、脱いでいた靴下も履きました。「あいちゃん、えらい、えらい、自分で着替えたね」と答えます。リカちゃん人形を見つけ、服を脱がせ、あいちゃんが選んだ服を着せるようにセラピストに要求します。四枚重ね着です。「これでいいかな?」とセラピストが聞くと、「ウン」と返事をしてくれました。もう一人の裸のリカちゃんを渡すと、また服を選び、セラピストに着せるように要求します。「アグ、アアア」と靴やソックスも選びます。この後もいろいろな服を選んで、裸の人形に着せるように要求し、三〇分以上遊びました。人形を持って、お母さんの所に戻ります。落ちていたピアニカを棚に直してくれました。はじめて、数字に興味を示し、お人形でも遊びました。

「私に強く要求することが増えてきましたが、要求内容がわからないことが増えています」

「参観日で園の様子も見ると、集団から逸脱することが多くて、はみ出しては叱られて戻されています。園でいろいろ強制されることが嫌で仕方ないようです」

　お母さんの嘆きです。確かに相談室でもあいちゃんの要求が強くなっています。

「叱って、大人の言うことをきかせると、表面的にはいいように見えますが、強制されるのでしているだけになります。人と一緒にすることが楽しいという状態になれば、無理なく集団参加ができるようになります。定型発達児であれば、強制であれ、やってみて楽しいという経験をすれば、積極的に参加するようになります。しかし、発達遅滞児では強制の苦痛に耐えているだけです。表面的にはいい状態に見えても、成長はしません。あいちゃんは今、人と一緒に遊ぶのが大好きになってきました。音声模倣、動作模倣が活発になってきました。しかし、まだ模倣が個別的で大好きな人が対象です。このままで進めば、模倣の対象が同年齢仲間へと広がるはずです。集団行動への参加は時間の問題のはずです。園の先生には、『人と一緒の行動がずいぶんとできるようになってきています。集団行動への参加にはもう少し時間がかかります。無理させないでください』とお願いしてください」さくま先生は答えました。

お口もぐもぐで自主トレ

今日は遊びながら、小さなごみを口に入れる小学生の子どもさんが来ました。いろいろなものを口に入れて、ムニャムニャするのです。まだことばが出ていない発達遅滞児です。さくま先生から子どもと同じ声をお家でも返すように言われ、発声が増えているそうです。「声が出るようになると、口の中の感覚が変わります。まだ意識して声を出していません。口は食べる、飲むだけの器官だったものが、声を出す仕事をするようになったのです。口が発声器官になりだし、新しい動きをしなければならず、口の運動トレーニング、感覚トレーニングとして異食が出ているのです。いわば、言語訓練を自分でしている状態です。いろいろなものを口に入れるのであまり衛生的ではありませんが、これまでの私の経験では、下痢その他お腹を壊すことはありません。心配は誤飲事故です。小さなものなら、飲み込んでもそのまま排泄されますが、少し大きいものだと、気管支に引っかかって事故が考えられます。事故防止を考えながら、プラスに貢献することなので、禁止しないでください。必要がなくなれば、しなくなります」

パニックへの対処

七月の第一週、五八セッション目の来所です。お母さんと入室してすぐに、机に向かいました。セラピストが封筒を渡すと「ハイ、ハイ」と返事をして、セラピストにボールペンを渡しながら「ボーボー」と字を書くことを要求します。住所を書きはじめると、机にあったピカチュウのシールの数字を指さしながら、「イチ、ニ、チャン、チー、ゴー」と発語がありました。「すごい、すごい、一、二、三、四、五やね」とセラピストもすぐに返します。セラピストも一から三〇までの数字を書きはじめますが、途中でやめると手を持って要求します。椅子から降りて、ブロックを組み立てます。「ハイショ、ゴー」と発声します。すぐにやめて、机の上からビニールテープを持ってトランポリンに行きました。飛びながら「ハイ、ハイ、ハイ」と発語します。「はい、はい、上手、上手」とセラピストも褒めました。また机に向かい、ハサミで紙を切りはじめます。セラピストが抱っこして、ビニールテープも出すと、ハサミでテープも切って、紙に貼っていきます。「アイアイア」「オーホイショ」「パッチン」と言いました。「パッチン、貼れてるね」とくすぐります。「ホー、ハーイ」「ハイ、パッチン」と切っては貼っていきます。貼りながら、「ハチ、キュウ」と数字も発語します。「八、九」とセラピストも答えます。紙を細く切っています。つなげて封筒の形になるようにセラピストに要求します。「この形でいいかな」とセラピストが聞くと、自分でも手を動かします。「アーヤッタ」「ホー」「ダチャーイ」「パッチン」とずっと発声しています。短いところは紙を足して貼ります。全部張った封筒をもうひとつの封筒に入れるように要求し、「ハイハイ、アッテ、オカーシャン」とお母さんに見せに行きます。戻って、テープを持って、セラピストにハサミを渡します。「切るの?」とセラピストが聞くと「キッ」と答えてくれました。切っていくと「ハイハイ、キッテ」と発語があります。切ってから「パッチン」と言いながら、自分の貼りたい位置にまでセラピストの手を動かします。「イコー、パッチン、ハ、パッチ」と発声が続きます。セラピストも「切って、ぱっちん」と答えます。他の子が字を書いているのを見て「ワー、カコカ」と発語です。セラピストが折り紙で星や数字を切って、糊で貼りつけると、あいちゃんも糊をつけ、貼りはじめます。「ハチ、キュウ」と発語します。今日はハサミでずっと遊びました。お家でも台所で遊ばなくなったようです。

先週、あいちゃんはお母さんと一緒に電車に乗った時、なぜか車内で大パニックになり、一駅目で降りて、お菓子を食べて少し落ち着いたそうです。パニックの問題はたくさんの親御さんが困っている問題です。

さくま先生からお母さんに、パニックへの対処法が伝えられました。

「パニックは、興奮して泣き叫ぶと、思い通りになったり、慰めてもらったり、大幅な譲歩を引き出したり、すなわち、強化を受けます。しかも、興奮が強ければ強いほど効果的なので、手がつけられないほどになります。パニックに対して、頑として無視で対処できればいいのですが、親は到底そんなことはできません。セラピストたちも、他人の目があり、虐待の誤解を恐れてそんなことはできません。さっさと子どもの要求に妥協し、お菓子の提供でご機嫌取りをすればいいのです。ただ、そのタイミングに気を付けます。パニックの強度には波があります。冷静に観察すると、興奮のピークは一〇秒から二〇秒ほどのもので、生理的に長続きできません。興奮は下降を示し、そして、次の興奮のピークが続きます。興奮の下降期を狙って慰め、妥協、要求受容をするのです。上昇期やピークを外すのがコツです。興奮の谷期を狙うとどうしても上昇期になってしまうので、良策ではありません。パニックが落ち着く方向へ向かった時に強化を受けるので、興奮のピークは次第に低くなり、対処が楽になります。これは以前に話した反応強度分化強化法の応用です。そうしておいて、次の段階で合理的な行動の形成をはかります。合理的な行動を単純にがまんすることと考えるのは、マッドサイエンスになってしまいます。受け身のがまんは無気力を作るだけです。子どものわがままを合理的に認めてあげることです。電車が嫌いなら別の乗り物にすべきです。時間をかけて電車に慣れを形成する手間を惜しんではならないのです」

「親ばか」はそんなに悪くない

七月の二週目、五九セッション目です。あいちゃんは入室してすぐに「ハーイ、ココカ」と机に向かい、テープをハサミで切って、封筒に貼っていきます。お母さんに手伝ってもらいます。セラピストが横で、アンパンマンやバイキンマンの絵を描いてやると「パン、パン、アハハ」と笑っています。三輪車に乗って、「パパチチャ、イーエー」「アユココ、エアオ」と発声しながら一周回って、滑り台の下の車庫入れです。「止めるの、上手、上手」と褒めました。お母さんの手を持って、マットに座らせ、ハサミを持って、テープを持ってもらい、切っていきます。「ハヤヤチエ、ヤメテ」「イヤショ、エイヒー」といろいろな声が出ます。またお母さんの手をひっぱって、「イコカ、コッチ」と言いながら、ボーリングの箱を取りに行きます。「いこか、こっちやね」とセラピストも返します。ボーリングは出さずに、ビーチボールを滑り台の上から落とします。「ボール、はやーい」とセラピストが言うと「ハヤチー」と模倣がありました。「はやい、はやい」とくすぐります。また「アチチ、ハヨー」と発声します。ベビーカーに自分から座るので、「あいちゃん、押すよ」とセラピストが押しはじめると「コワイ、コワイ」と発語しました。「こわい、こわいやね」と模倣します。降りて、ガレージのおもちゃにミニカーを入れるので、セラピストが「入ったね」とモデル呈示すると「アイッタ、カタカタ」と模倣してくれました。「入った、入った」とくぐります。「イチー、アパクシ、ホッコエ」と発声が続きます。またお母さんの手を取って、テープを持ってもらい、ハサミで切っていきます。「パッチン、上手」と横で見ていたセラピストに体をもたれかけ、セラピストにはペンで描くように要求します。「アチチ、アッチ」と発声します。急に立って、自分でパンツとTシャツを脱いで、紙パンツとTシャツを着ます。Tシャツの模様を触り、「アッチ」「アッチ、コエ」と発語します。セラピストが「うさぎだね」とモデル呈示すると「ウサ」と言いました。「すごい、すごい、うさぎだね」と褒めました。紙にうさぎやちょうちょの絵を描いてやると膝に座り、手を持ってもっと描くように要求します。お母さんの所に戻り、帽子を手に持ち、笑いながら走りはじめました。「待て待て」とセラピストが追いかけると、「アバー、イタダキ」「アチー、アカカキ」「ハイチョー」と大きな声を出しながら、三輪車に帽子をのせ、部屋を一周します。「イーエー、カカキキ」「バイ、ハイチュ」と言いながら、また車庫入れです。「あいちゃん、うまい、うまい」と褒めました。この時に、自転車を置くように、足を引っ掛ける動作をしました（お家でもしているそうです）。ウルトラマンのパズルを見つけ、型に入れて、「デキタ」と発語します。「できた、すごい、すごい」とくすぐります。「イテテチャー、ウマイチャー」「ハイヨー、ハイエー」と大きな発声が続くので、セラピストも「できたね、うまいね、はやいね」と返します。座って、うんちをきばっています。「あいちゃん、おしめかえよ」とお母さんが声をかけますが、「ボーチー（帽子）」と言いながら帽子を持って、走って外に出ました。廊下でも「イチ、ニ、チャン、チー、ゴ」「ハチ」と発語して、おしまいになりました。

お家では服は脱ぎませんが、今週、園でのプール終了時の着脱で先生とトラブルがあり、大パニックになって、翌日は登園渋りがあったようです。そのせいか、お母さんにひっつくことも、きつくなっているようです。発語は、お父さんが「ただいま」と帰ってくると「オカエリ」と言ったり、ジュースを持って「オカーシャン、カンパイ」とあったそうです。服はスーパーで自分の好きなテレビキャラクター（おじゃ魔女ドレミ）の服を持ってきたので、買ってもらい、家ではずっと着ているようです。

さくま先生は、あいちゃんの不安が強くなっているので、十分に甘えさせるよう、お母さんに伝えられます。また、幼稚園などに行きはじめ、不安でお母さんから離れられないような子どもには、「まず、お母さんが見える所で一〇分間ほど離れる。一〇分離れられたら、少しずつ距離と時間を延ばし、スモールステップで慣れさせ、最後は園の外までお母さんが移動し、無理をさせない」という方法を助言されました。

今日はことばのある小学生の子どものお父さんから「ゲームでも何でも一番でないと嫌で、負けると泣き叫びます」と相談がありました。

「一番でないと嫌。どんな子どもにもその気持ちがあります。一方で、皆と同じようにしたい、楽しく遊びたいという気持ちもある。経験の積み重ねでバランスがとれるようになるものです。たまに負けても平気になっていく。親は、一番でも、ビリでも、親にとって大事な子であることを行動で示します。育児書などでは、良いことをしたら褒めて、悪いことをしたら厳しく叱りなさいと書いています。それでは学校の先生であって、子どもには外でも家でも先生しかいないことになります。子どもは一番以外では自分の支えを失うことになり、耐えられないので泣き叫びます。二番でも三番でもビリでも、賢くても悪い子であっても、上手でも下手でも、あなたの値打ちは変わりないのよ、あなたは私の宝物という親ばかの姿勢が子どもには一番必要なのです」

七月の第三週、六〇セッション目になりました。お兄ちゃんも一緒です。すぐに数字のパズルを出して、「イチ、ニ、サン、シ、ゴ」と指さしながら発語します。「一、二、三、四、五やね」とすぐにセラピストも返します。フライパンを持って机に向かいます。「今日はやるの？」と粉や卵をセラピストが出してやります。卵を二個、フライパンに割って、泡だて器で混ぜはじめます。他児が邪魔をして、粉の袋を取ろうとすると「アー」と負けずに自分で引っ張って、ボウルに粉を入れます。小袋の砂糖も入れます。コンロを持って来ると、セラピストの手を持って、フライパンをのせるように要求します。のせるとおもちゃ箱に行きました。今日はあまり元気がなく、寝転ぶので、セラピストの膝に乗せ、おじゃ魔女ドレミの本を読んでやるとじっと聞いています。ぬり絵も見せると、たくさんのキャラクターの集まったページをじっと見ます。おもちゃの消防署を取りに行き、美容室の椅子に座るので、回してくすぐると、二回目にはくすぐる前から笑っています。焼けたホットケーキの皿を取りに行き、椅子にのせてかじります。まだ四〇分ですが、あまりにしんどそうなので、「あいちゃん、帰ろうか？」と言うと、おもちゃ箱のフタを閉めはじめ、「コレ、ナイヨー」と大声を出しました。フタを全部閉めて、「イチ、ニ、サン……」と箱を指さしながら数えていきます。「一、二、三、四、……あったね」とセラピストも答えます。お兄ちゃんが美容室の椅子に座ると、あいちゃんも一緒に乗るので、回してみます。「ティアー、パ、テハー」とやっと声も出はじめました。声に合わせてくすぐり、止めると「パ、パ」とさらに要求します。お兄ちゃんが降りても、一人で好きな消防署のおもちゃやドレミの本を椅子にのせて笑っています。くすぐるとずっと笑います。ホットケーキも食べて「オイシ」と発語しました。「おいしいね」と返します。お茶を持って来ると飲んで「イーハー」と飲みました。ペットボトルをじっと見ています（あいちゃんはお家ではお茶は飲みません）。先週書いた落書き帳も椅子に持ってきました。セラピストが「一、二、三、四」と言いながら数字を書くと、じっと見ています。「本当におしまいしよか」と声をかけると、またおもちゃ箱のフタを閉めに行き（他児が遊ぶので開いていた）、「ダヨー」「フター、イヨー」「デキタ、一、二、三、四、五」と数えていきました。「フタできたね、すごい、ありがとう」とセラピストが答えました。

あいちゃんは先週、脳波を取りに大学病院に行ったのですが、はじめての場所で、暗く、強い拒否反応を示して、検査を受けられなかったそうです（脳波検査は音楽療法を受けることを検討されていて、その機関からの要請によるものです）。また園での強制的しつけが厳しく、二日間休んだとお母さんから報告がありました。休んだ後は、以前ずっと持っていて、最近は持たなかったタオルを持ち、お母さんにしがみついてスクールバスを待っていましたが、バスが見えると、さっと離して行けたそうです。園ではシビアな体験と楽しい体験の両方をしているが、休んで嫌な思いがだんだん薄れ、バスを見たら楽しいことを思い出したようです。

こんなことがあり、園でのあいちゃんの様子が気になって、許可を頂いて、あいちゃんの療育園に伺うことにしました。

あいちゃんは園でも、数字やひらがなのついた積み木を並べる、先生が用意された粘土をお皿に料理のように盛り付けるといった遊びに集中していました。特に粘土は、言われた通りではなく、自分で考えて創造的に作っているのが印象的でした。ところが、お昼になって先生が手を洗いに行くように言ってもやめないので、先生が抱きかかえて、無理やり手を洗いに行かせました。あいちゃんは嫌がって二〇分以上泣き続け、それまでの発声が全くなくなってしまいました。私はあいちゃんの発語の様子や遊びの広がりを伝え、「ここでもう少し遊んで、気がすめば、好きなお友だちや先生のまねをして、手を洗いに行くはずです（本当は手を洗わずにお昼を食べても大丈夫なのにと思っていましたが）。焦らず、できた時に褒めて、強制を避けてほしい」とお伝えしましたが、「集団の中では難しい」とだけ言われました。

これまでの指導でお伝えしたように、相談室ではもちろん、お家でも発語の獲得・促進のために、しつけ的介入をできるだけ後回しにしてもらうように保護者にはお願いしてます。療育園や幼稚園、学校でもこのことを理解していただけるように、保護者からも伝えていただくのですが、身辺自立や生活習慣の学習が大事だと信じ、わがままは不適応をつくるだけだと指導される園や学校がほとんどです。あまりにきついしつけや指導が情緒不安定を生み出し、さらに問題が起きる子どももいると思うのですが、理解していただくことは容易ではありません。このことが、保護者の方が最も悩まれる問題といってもいいかもしれません。

指導のまとめ ── セッション 48 ～ 60

この期間は発声頻度がさらに増大し、4.0 ～ 6.0（回／分）となり、有意味語の生起率も 1.0 ～ 2.0（回／分）と上昇し、安定しました。

遊びも、ホットケーキをきれいに飾る、ブロックを構成する、人形に何枚も服を着せて自分も重ね着する、封筒に字を書いてもらいテープを貼る、本の数字を指さしセラピストに読むように要求するなど、認知的遊びが展開し、それぞれの遊びを長い時では 40 分も座って行うなど集中して遊ぶようになってきました。

さらに、セラピストはこれまでの介入をしながら、数字のついたパズルや好きなキャラクターの載った本、サンドイッチを作る材料などを用意し、あいちゃんの興味や関心の広がりと、それに伴う発語のレパートリーの拡大を試みました。

これに対し、お母さんやセラピストと一緒に料理作りをしたり、ハサミでさまざまな物を切る、おもちゃ箱にフタをして指さしで数えていくなどの行動も出現しました。

新しい発語では、お友だちに「カッテ（貸して）」（54 セッション）、紙を貼りながら「ペッタン」「パッチン」、数字を読んで「イチ、ニ、チャン、チー」（58 セッション）、ウサギの絵を指さし「ウサ」、帽子を持って「ボーチー」（59 セッション）などが出現し、離れた所からでも確認できるほど、構音も明瞭になりました。

お家では「オカーシャン、カンパイ」や「アイチャン、デキタ」など２語文が確認されています。

第五章

安定したことばの使用

――現在のあいちゃん

好きなことを増やしていく

九月の第四週、六二セッション目になりました。お母さん、お兄ちゃんと来室です。先週も持っていたおじゃ魔女ドレミのぬり絵を持って、お母さんのまねをして、スリッパを履いて入室しました。上着は、今一番気にいっているキティちゃんのパジャマです。すぐにトランポリンに行きました。セラピストが「ぴょん、ぴょん」と言うとあいちゃんも「ピョン、ピョン」と言っています。机に向かいました。ハム太郎のぬり絵を見せると「アハハ」と笑って、セラピストにペンやクレパスを渡し、塗るように要求します。「アハー、アヤー」と声も出ます。しばらく見て、ままごとセットを出しました。冷蔵庫を開けて「ジュース」と発語します。「ジュースやね」と返します。何かを探しています。マイクを見つけ、口に当てて「アカコーアッチャー」と歌い出しました。セラピストも一緒に歌います。水場に行きました。トイレのブラシを持って掃除をはじめます。バケツに水を入れ、洗剤も入れて、便器を流してから、また机に戻ります。今度はお母さんにクレパスを渡して何か描くように要求します。あいちゃんは、お母さんが描いたものを見て「イヤイヤヤー」と怒り、別の紙を渡しました。「なに？　ピカチュウ？」とお母さんが聞くと「ピカ」「オカーシャン」と言いました。お母さんがピカチュウを描くと「オカアシャン」と拍手をしました。今度は青のクレパスでキティちゃんの輪郭をお母さんが描いてくれると、あいちゃんは白のクレパスを渡して、中を塗るように要求します。「キティシャ、コココ」「ポッキー」「ココ、カコカ」と発語が続きます。セラピストもすぐに「キティちゃん、ここ、描こか」と答えます。この後「キョー、コキョー」「オアカシャン」「コケコオ、オエカコ」「キチィシャン」と発声、発語が続きます。お母さんがハム太郎を描いたり、自分の思っていたものと違うと、机の上をバンと叩きます。「キティシャン」と言いながら、黄色いクレパスを渡して鼻を、白を渡して顔を塗ってもらいます。お母さんがまたキティちゃん以外の物を描こうとすると「カキ、チガ（ウ）」と言いながら、止めて、「キティシャ」と要求します。今度は自分でも顔を白に塗りはじめました。「キティシャン、ショカ」と言いました。セラピストは全ての発語に返事をします。あいちゃんが体を揺らしてもぞもぞしているので、セラピストが「あいちゃん、おしっこかな」とおむつを見せますが、画用紙を持って帰ろうとします（普段はパンツを履いていて、おしっこをする時に自分でおむつをつけています）。「リボン」「オシッコ」と発語がありました。お兄ちゃんにあいちゃんが持っていた紙を取られ、キティちゃんではない、鼻や目を描かれると、怒って紙を投げ、お母さんをつねっています。紙やペン、クレパスなど全部持って帰りました。

今週も要求がとても強く出ました。お家でも、自分がやろうとしたことに他の人が手を出すと、パニックになることもあるようです。療育園のスクールバスで、自分が留めようとしたシートベルトを先生が触ってパニックになったそうです。「ジュース」「キティシャン」「リボン」「オシッコ」など新しいことばが増えています。

今日は習い事について質問されたお母さんがいました。

「泣いて嫌がっていたプールはそのうち好きになりました。次の習い事も嫌がってもさせていいでしょうか？」

「困難を乗り越えることは、子どもにとって自信になります。ただいつも乗り越えられるとは限りません。無理をして、逆効果のこともあります。一種の賭けです。五回ほど行ってみて、嫌がり方がひどくなるようなら、無理しない方がいいと思います」

他児のお父さんからは、

「習い事にいい友だちがいて、楽しそうですが、空手はかなり厳しく、続くかどうかわかりません」

「本人がやりたいかどうか、意志を尊重してください。アイドルのコンサートやスポーツの試合など、いろいろ連れ出し、何が好きかいろいろ試してください。好きなことを広げてください。嫌がることを長々と続けることは、逆効果のリスクが高くなります。嫌なことでもがまんして好きになるのは、そこそこ精神的に成長してからです」

食べ物の変化

一〇月になりました。六四セッション目です。おじゃ魔女ドレミのスケッチブックを持って、「ヤヤ」と言いながらお母さんと入室です。すぐに机に向かいます。ハム太郎のぬり絵を触り、すぐにおもちゃの冷蔵庫を持って、マットに座ります。リカちゃん人形の入った箱を取りに行きます。お母さんの手を引っ張り、服をひとつ持って、お母さんに渡します。お母さんにリカちゃんの服を着せてもらいます。お母さんが椅子に戻ると「アティタタ」「タッテイ」と言いながら、またお母さんを引っ張り、マットに座らせます。セラピストが「先生やろか」と代わっても嫌がらず、リカちゃんの靴を渡してくれます。「アユ、イユ、ヨクヤヤ、アタタタ」とずっと発声があります。「リボンもつけよか」とセラピストが言うと「ハイコ」と返事をして、見ています。またお母さんの手を持って「イコカ」とおもちゃ箱に行きました。エレベーターのついている木のおもちゃとジュースの自動販売機を持ってきました。エレベーターに小さな人形を入れたので「お魚はどうかな？」とセラピストが見せると「クワイコ」とのせてくれました。他児がやっている小麦粉を見つけ、触りに行きます。「ワー、アイカ」「チュワチュワ」「ドウ、アウウー」と発声が続きます。ボウルを出してやると、粉を入れ、お玉で混ぜます。「エターヽイヤイ、ウエー」と常に発声しています。水を汲んでくるとそれも入れ、セラピストの手を持って、混ぜるように要求します。「デキタ」と発語しました。「できたね」とセラピストが答えます。砂糖を出すと、入れずに、口に入れています。お母さんがラムネ菓子を渡すと、「オイシー」「オイシイネ」と食べました。すかさず、「おいしいね、おいしいね」と返事をします。セラピストが粉を団子状にして、あいちゃんに渡すと、ボウルに水を入れ、浮かせて「ココココ」と触っています。新しい粉の袋を渡すと「イレヨカ」と言いました。「うん、入れよね」と開けてやります。コップの水を飲んで「アイシー」「コーヒーコ」と言います。「おいしいね、コーヒー」とまねをします。セラピストが抱っこすると、粉に水を入れたり、手で混ぜたりをはじめました。「ヨイチョ、マーゼー」「ヨイチョイ」「イココ」と発語が続き、集中して遊びました。

今週は獲得したことばを安定して使いました。一〇月の二週目には、リカちゃんで遊んだ時に「リカチャン」、汽車で遊んでいる時に「キーシャ」と発語がありました。
お家では、机の上に、ワープロと電話とメモを置いて、仕事ごっこをしたり、スーパーでパンとグラタンを自分で取ってカゴに入れるので、お母さんが夕食の時にあいちゃんの前に置くと、はじめて食べたそうです。今まで食べなかったものを食べるのは、調子がいい証拠です。ただ逆に、今まで食べていた野菜を全く食べないような場合は「食べ物の好みの変化はよくあるが、野菜全部を食べないような場合は、口内炎や虫歯など、体の病気を疑う必要がある」とさくま先生からお話がありました。

一〇月の四週目、六七セッションです。キティちゃんのぬいぐるみを持って「ンンー」と言いながら、入室しました。キティちゃんのおもちゃの掃除機を見つけ、持って、床にこぼれた水を掃除しようとします。お母さんの手を持って、部屋の中を歩きます。「ンンー」とお母さんにぬいぐるみを渡し、「ピョピョ」と発声します。「アー」と三輪車に乗りました。セラピストがホットケーキ作りの材料を持って来ると「コレ、スル」と寄ってきました。「これ、しよね」とすぐに模倣します。「ギャー、イヤー」と言いながら、卵を割って、「オー、エン、タン」と粉やココアもボウルに入れます。コンロに火をつけるのに時間がかかると、あいちゃんは離れ、キティちゃんのぬいぐるみを乳母車にのせて、「ワー」と言いながら、押して歩きます。三輪車の上に乳母車をのせました。自動販売機のおもちゃや別のキティ人形も三輪車にのせました。セラピストが出来上がったホットケーキをフォークで渡すと、少し手に取って口に入れ「オイシー」と言いました。「おいしいね」と返します。美容室の椅子に座るので、セラピストが「回すよ」と回転させると、今度はお母さんの手を引きに行き、また座り、回してもらいます。お母さんに横に座るように要求し、今度はセラピストの手を持って、回すように要求します。降りて、着替え用の服を出し、自分で着替えます。またお母さんの手を引いて、お母さんと椅子に一緒に座ります。お母さんの手を持って、床に座らせ、膝に乗ります。「カエロ」と言いました。「あいちゃん、まだ遊べるよ」とお母さんが言うと、机に行きました。「オーエー、シャー」「ンンー」と言いながら、画用紙に鉛筆で殴り書きをし、色鉛筆やクレヨンでも描いています。お兄ちゃんが後ろからいたずら書きをしても気にしません。お母さんの手を引くので「何描くの?」とお母さんが尋ねると「ジャガ」と答えました。お母さんが、新しい画用紙にキティちゃんを描くと「キティチャン」と発語します。セラピストも「キティちゃんやね」とすぐに模倣します。お母さんの手を持って、もっと描くように要求し「オーバーキュー」「エッショー」「キティチャン」と発語が続き、セラピストもすぐにまねをします。しばらく見て、キティちゃんのぬいぐるみを持って、滑り台に行き、階段を上らせる動作をしてから、滑らせました。「上手、上手」と褒めて、セラピストも「ピカチュウもしよかな」とぬいぐるみを持って来るとあいちゃんも「ピカチュウ」と発語模倣をしてくれました。途中で一度帰りたがりましたが、結局一時間以上遊び、レゴも出そうとしたので、お母さんがおんぶして帰られました。

お家の様子は、九月にもありましたが、他の人があいちゃんの気に入った物に手を触れると突き飛ばしたり、お母さんの頭をぺちゃぺちゃ叩いたり、乱暴行為が目立つようです。このことについては、以前に他のお母さんからも質問があり、さくま先生が答えられています。あいちゃんも自分の力の効果が面白くなっているようです。

またあいちゃんは自分で絵を描いたり、お母さんに描いてもらったりをたくさんしていますが、今日は小学生の子どものお父さんから「字を書くのを嫌がる」と相談がありました。「手づかみで食べることが指の発達を促し、それが描画や字を書くことの楽しさにつながる」とのお話がありましたが、さくま先生は次のように言います。

「字を書くことの前提は、描画を沢山やっていることです。これで、手で書くことの能力がアップします。ただある時期を過ぎると絵を描かなくなります。描こうとしたものと、自分が描いたものとの大きな違いが、わかってきて、イライラするからです。描く能力とそれを認知する能力のギャップが大きくなるからです。運動・感覚ギャップといっています。このギャップを埋める方法がぬり絵です。既製品ではなく、親や担任が、子どものレベルや好みに合わせて手作りするのがコツです。輪郭線を描いて、細部を子どもに描き加えさせるのがいい。顔なら片目だけ描いてあって、口や鼻や耳、髪の毛を子どもが描き加えるなどです。自動車なら、輪郭線が描いてあって、タイヤ、窓、フェンダーミラーを子どもが描き加えるなどです。こうすると、輪郭線がしっかりしているので、上手に見えます」

多彩な反応

一一月の二週目、六八セッションです。あいちゃんはお母さん、お兄ちゃんと入室時に、携帯のストラップを持っており、「スー」と言いながら入ってきました。セラピストは「あいちゃん、ストラップ持ってきたね」と言います。三輪車に乗り、おもちゃの冷蔵庫を取りに行きました。「アウー、タイコー」と大きな声が出ます。冷蔵庫に氷のおもちゃがあり、出したり入れたりします。氷をお皿に移し、ドラえもんの麻雀台の上に冷蔵庫と一緒に移動させます。お母さんの手を引っ張って、台の前に座らせます。おもちゃの掃除機、洗濯機、ガスレンジも麻雀台の上にのせ、あいちゃんもその上に座ります。「オウチ（お家）」と言いながら、掃除機のスイッチをつけたり消したりします。「お家やね」とすぐにセラピストも答えます。子ども用の椅子も麻雀台の上に置き、そこにアンパンマンの電話を置きます。その椅子にあいちゃんが座ろうとしますが、洗濯機が落ちて「アーア」と声が出ます。トランポリンを引っ張るので、セラピストも手伝うと、麻雀台の横に置き、ジャンプをはじめます。お母さんの手を引きに行きました。トランポリンの上に椅子を置き、その上に幼児用の車を置きます。車の上に布を置いて、さらに車をのせようとするので、セラピストも手伝います。「オカーシャン」と言いました。「お母さん、見てやね」とセラピストも答えます。トランポリンの横に椅子を移動させ、椅子の上に別の幼児用の車を置きます。さらにその上に漫画を置き、次々と五冊の本を置きます。また別の椅子を麻雀台の横に移動させ、もうひとつ椅子を並べます。椅子の上には飛行機のおもちゃを置きます。またひとつ椅子を足してあいちゃんが座ります。「あいちゃん、すごい、大きなお家できたね」と皆で拍手をしました。「エッシャー、ポッパーワー」と言いながら、あいちゃんも拍手をします。お母さんの手を引っ張って、椅子のそばに行きました。お兄ちゃんが、あいちゃんが作ったトランポリンの上の椅子を落とそうと、トランポリンを踏むと、「ヤヤー」とあいちゃんが手で払いのけました。また車のおもちゃを椅子の上にのせています。椅子の横にセラピストがテーブルを並べ、お茶とお菓子を置いてやると、「コレコレコレ」と言いながら、お菓子を椅子の上に移動させます。セラピストがお菓子を開けますが、食べずに、もじもじしながら「シャー」「シー」と言い、おしっこを訴えました（パンツにおもらしです）。「あいちゃん、おしっこしたね」と答えます。また椅子二つを並べ、布団カバーを椅子の上にかけ、クッションとタオルも置きました。時計絵本を持って、椅子にもたれるので、セラピストが読んでやるとじっと聞いています。他児がテレビをつけると、しばらくは見ていましたが、「ウオー」と言いながら、リモコンを取り上げテレビの上に置きました。お母さんに抱っこされて帰ります。

今日はあいちゃんが、椅子や幼児用の車を使って、横五メートル、縦二メートル近い巨大オブジェを作りました。子どもの創造力には驚きです。

この期間に、あいちゃんは別の療育園で、TEACCHプログラムの指導を受ける機会があったそうです。TEACCHプログラムは、アメリカのノースカロライナ大学のショプラー教授が開発した、自閉症児への指導プログラムで、現在、日本でもさまざまな施設で利用されています。さくま先生はＴＥＡＣＣＨについて、次のように言います。

「環境の構造化、絵カードによる行動の弁別刺激の使用は、自閉症児の特性を巧妙に活かし、適応性を高めるやり方で、成果がすぐに出て能率がいい。しかし、生活の出来事は常にさまざまに気まぐれな変化の連続であり、環境の構造化はそうした気まぐれな変化への適応を一層難しくしてしまう。言語発達や社会性の獲得を難しくしてしまう。遊戯療法全盛時代に全面受容の対応で自閉症児の固執性が緩和できるという過去の成果を無視している」

一一月の下旬になりました。六九セッション目になりました。走って、あいちゃんがやってきました。ニコニコして、机の上の洗面器を見て「コエ」「アッタ」と言いながら、手で中の水を混ぜます。すぐに「イタ、イタ」「イコカ」と言いながら、キティちゃんを持ち、お母さんの手を引きます。おもちゃのレンジを触るので、「冷蔵庫もあるよ」とセラピストが見せると「ウイ、キティチャン」「アコ」と言いながら、マットの上に置きました。セラピストがベビーカーも持って来ると、あいちゃんがキティちゃんを乗せました。「キティちゃん、行ってきます」とセラピストが声をかけ、押しはじめると「バイバイ」と言ってくれました。お母さんに掃除機を持たせ「スースー」と掃除をするように要求します。あいちゃんもベビーカーに乗り「バイバイ、バイバイ」と繰り返します。「バイバイやね」とセラピストはすぐに答えます。「アイチャン、キティチャン」と言っています。「あいちゃん、キティちゃん、乗ってます」と返事をします。セラピストがキティちゃんのスティック糊を持って来るとそれを持って「アーイ、アーイ」と机に向かいます。「キティちゃん、描こか」とセラピストが言うと「アーイ」と返事をしてから、お母さんの手を引いて、机に来るよう要求します。お母さんの手を紙に持っていき、ペンも置き「キティちゃん、コエ、コリキ」と発語します。黒ペンを持って、お母さんの手を持って「ハーイ」と言います。お母さんがキティちゃんの輪郭と目を描いてくれます。黄色のペンを持ち、お母さんの手を持って「ハーイ」と言います。お母さんが鼻を描いてくれます。「キティマ」「ハイ」と発語します。赤ペンを持って、お母さんの手を持って「ハーイ」と発語すると、お母さんがリボンや口を描いてくれました。「イーシヤ」とニコニコします。「ヨイショ」と言いながら、平均台を持ってこようとするので、セラピストも「よいしょ、よいしょ」と手伝います。あいちゃんは平均台に座って「デキタ、キティチャン」「カキカキ、ヤッテ」「ハーイ、カキヤッテ」と発語が続き、セラピストもすぐに模倣します。平均台に立つと「タカーイ、ハイーネ」「デキター」「オカアサンガコッチ」と言いながら、お母さんを呼びます。セラピストの顔も見て「アーイ、デキタ」と手をあげてくれます。次の紙をお母さんに渡します。黄色のペンも渡します。「オーアイチャ、ハイ、オカーシャン」とずっと喋っています。セラピストがキティちゃんの輪郭に切った紙をあいちゃんに渡すと、あいちゃんが目と豚の鼻と口を描きました。「あいちゃん、ぶたさん、上手、上手」と褒めました。もじもじするので、お母さんが着替えを出すと、おしっこをして、トランポリンに行きました。「ウアイヤー、ピョンピョン」と言っています。セラピストもあいちゃんと一緒に「ぴょん、ぴょん、うまい、うまい」と飛んでみます。着替えが途中だったので、お母さんがボタンに手をかけると、外して全部自分でやり直します。一〇分前でしたが、「バイバイ、バイバイ」とずっと言いながら、帰りました。

あいちゃんは、お家でも何でも自分でやりたがること、ことばをいろいろなリズムで言ったり、いろいろな声で言ったりして、楽しんでいるとお母さんからお話がありました。

就学について

一二月の二週目、七〇セッションになりました。お母さんと入室し、すぐにキティちゃんの人形を見つけ、お母さんに見せに行きました。もうひとつ人形があり、セラピストが渡すと「エー」と言いながら笑います。人形を持って「チョー」と言いながら歩きます。お母さんの膝に座りました。「アウー」「アエー」と発声しています。滑り台をすべり面から逆登りです。上で立っているので、セラピストが抱っこで滑ると「アー」と大きな声が出ます。「あー、やった」とくすぐります。立って、キティちゃんの冷蔵庫を持ってきました。「チーチャン」と発語します。「キティちゃんやね」と返します。冷蔵庫の中におもちゃの柿があり、「カキ」と発語しました。「柿あったね」とすぐにセラピストが答えます。あいちゃんは、他のおもちゃの食べ物も冷蔵庫に入れながら、「ポイ、ポイ」と言っています。セラピストは「ポイ、ポイ、入ったね」とくすぐります。カラー粘土があり、持って来ると、あいちゃんはフタを開け、「ピッカーン」と言いました。「ピッカーン、開いたね」とセラピストも答えます。粘土を型に入れながら「ワッキコー」「ワッコー」と話します。お母さんが黄色の粘土でピカチュウを作ってくれると「ピカチュウ」と発語します。「本当や、お母さん、ピカチュウ上手やね」とセラピストも驚きます。あいちゃんは、お母さんから粘土をもらうと、「ハーイ」と返事をして、何度も「ピカチュウ」と発語しています。よほど嬉しいのでしょう。自分の粘土も型から出して「デキタ」と大きな声で言いました。「できた、すごい、すごい」とセラピストも答えます。あいちゃんは「ハーイ」とお母さんにまた粘土と型を渡します。小麦粉に水を入れて作った粘土もあり、セラピストが「あいちゃん、これもあるよ」と見せると

「アイー」と自分の名前を言いました。もっと粉を入れてと容器を出します。「ポッピー」「ハーイ」と粘土をこねています。手についた小麦粘土を舐めました。横にあった折り紙を持って机に行きました。ハサミで紙を切りはじめましたが、上手に切れないのか、「チョキ」と言いながらお母さんにハサミと折り紙を渡します。キティちゃんに切ってもらって、それを持って歩きます。お母さんの膝に戻って、自分でも切りはじめます。切った物を画用紙に貼ろうとして、テープを持ったセラピストの手を動かします。場所が違うと「アカン」と怒ります。「ここ、あかんね」と答えます。画用紙に貼った折り紙に、今度はペンで落書きです。黒、黄、オレンジ、青、赤、紫のペンを使ってグルグル書いています。お母さんに茶のペンを渡して何か描くように要求します。自分の思ったものと違うと、また「アカン」と言いました。自分でも、またペンを持って、点々を描いていきます。描きながら「ウーン、ヒャー」「ジャーン」と発声です。机にもペンの点々が写ったので、あいちゃんはスポンジを取りに行き、掃除をはじめました。「キレイ」と言っています。セラピストも「あいちゃん、キレイ、キレイ、上手やね」と言いながら一緒に掃除です。あいちゃんはこの後「キレイ、キレイ」「ヨイショ」と言いながら、滑り台、テレビ、壁、窓、平均台、トランポリンと次々に拭き掃除をしてくれました。最後は平均台から降りながら「オンリ」と言いました。スポンジを置いて、お帰りの準備です。

お家でも、床、壁、ガラスにたくさん落書きをしているようです。お母さんは少し叱ったそうです。


今日は就学前の子どものお母さんから学校の問題について、質問がありました。

「特別支援学級についての学校との話し合いで、『原学級との交流の時間はあります。もし普通学級の所属ならお母さんに毎日付き添ってもらいます。特別支援学級も人数が決まらないとわかりません』と言われ、内容がわからないので不安です。校区を変わることも考えています」

特別支援学校がいいのか、普通学級、支援学級がいいのかという問題は、多くの親御さんが悩む問題です。

「障害児には、支援学校、普通学級、支援学級の選択があります。教育内容は文科省、教育委員会がその決定権を持っていますが、障害の内容は幅広く、一律に扱えないので、大枠の決まりはあるものの、担任の自由度が幅広く認められています。従って、内容は担任の個人差が大きくなります。日本の学校では、小学校、中学校、高校、どこでも担任の先生は一方的に決められます。定型発達児も同じことが言えますが、担任宣言に同意であろうが、不同意であろうが、これに反論できない制度になっています。一年、または二年間は、年度途中での担任変更はありえない。教科担任制のない小学校では、学校での接触はもっぱら担任だけになります。従って、小学校段階での学校選択は、事実上、無意味です。たまたまいい担任に当たったらそこがベストということになります。偶然です。運命です。親がしうることは、神頼みしかありません。

　そこで私は親御さんたちに、〝発想の転換〟をしてくださいと言っています。最悪の事態の対処法を考えてくださいと言っています。担任と話し合いが成立する範囲は最悪ではありません。話し合いで、ハイ、ハイと了解の返事をしながら、糠《ぬか》に釘で、事態が一向に変わらない担任が大勢だからです。手抜きで接してくれるならＯＫなのです。なぜなら、手抜きでは成長してくれませんが、状態の悪化にはならないからです。ところが、校長や教頭の勤務評価を気にして、熱心に指導しているように見えるように、体罰も含めてやたらに行動の強制をして、不登校にまで追い込む指導をするケースがやたらに多いのです。不登校に追い込んで、母親の過保護が原因と言えば、責任を追及されることがないからです。そうした所で、その教師の指導からわが子を守るには、引っ越しをして別の校区に逃げ出すか、子どもを休ませるしかありません。ずいぶんひどい極端な話に聞こえるかもしれませんが、これが現在の小学校の現実です。何の異常もない健常児の三〇人に一人が本格的な不登校児になり、文科省のこの二〇年にわたる数次の対策では不登校児童数は減っていないのです。障害児の重症化がどんどん進んでいる昨今、悪条件に耐える力の弱い障害児のわが子を学校からしっかり守るという意識が必要になっています。

この問題は教師の個人的な問題ではなく、学校の組織の問題です。障害児担当の教師に特別な資格はなく、担当後に適切な研修の機会もほとんどなく、数年後には人事異動で普通学級の担任に回され、障害児指導の経験、研鑽が蓄積されない。障害児指導は教頭、校長に経験がなく、相談にも乗ってくれないのが普通です。学校が統合教育を担えない状態で統合教育を押しつけられている。制度疲労の限界です。

結論だけを言えば、障害を悪化させる教師だと判断したら、逃げ出す以外にない。逃げ出す用意をしなさい。いい先生だったら神様に感謝しなさい。その中間なら、耐えるしかない。耐えるコツは、学校は毎日行かず、休み休み行くことです。毒は希釈すると薬になります。障害児教育の現場を知れば、きれい事は言っていられない。専門家としてこんな非常識なことを言うのは、もはや嫌われても、好かれても、私は損も得もしない年齢だからです」

指導のまとめ ── セッション 61 ～ 70

確認した新しい発語は、以下の通りです。

滑り台でこけて「アイタ」、帰りに「オカーサン、カエレ」、セラピストに三輪車に乗ってついてくるように要求し「イコカ」。ぬり絵をしながら「ドウゾ」、ベビーカーに乗ってお母さんに押してもらいながら「センセイ、バイバイ」「ベビーカー」、コップを落として「オトシタ」、コップを指さし「トッテ」、シャンプーをお母さんに塗るように要求し「シャンプー、リンス」、ままごと遊びをしながら「イエ（家）、デキタ」、お母さんと追いかけっこをして「オカーサン、オカエリ」、三輪車に荷物を入れて「アケテ、アケテ」、他児が帰るときに手を振りながら「バイバイ、バイナラ」、お母さんの手を引いて「オカーサン、カエロ」、料理の写真の本を見ながら「パン、ケーキ、チョコ、オイシイ」などがありました。

遊びも、レゴや人形遊び、お医者さんごっこで注射のまねをしたり、スーパーの買い物ごっこなど、人とのやりとり遊びが増えていきました。

さらに、お家でも新しいことばが頻発し、ドラえもん宇宙大探検の本を読んでもらい「タイヨウケイ」、カードを渡すと「アートー」、コップを並べ「コーヒー、オチャ」。自分の靴を履くときにお母さんの靴も揃える、食事後、お茶碗を台所に運ぶなどの社会的行動が見られるようになりました。

あいちゃんの指導のまとめ

あいちゃんが相談室に来所して、二年が経ちました。この間の発語は経過記録でお伝えしましたが、一度口から出たことばは完全に定着し、再三、遊び場面、生活場面で使用されています。

第四章以降の相談室での指導と家庭での様子についてまとめると、あいちゃんの要求行動の増加に対し、セラピストは可能な限りそれに応じ、無意味発声に対しては無視、無反応で対応し、動作や行動の言語化、有意味語と思われる発声に対しては拡充模倣で応じました。また、いわゆる声掛けなどの行動指示（先行刺激操作）を少しずつ増やしていきました。これはフリーオペラント技法の基本方針からずれるのですが、あいちゃんの行動変化（例えば、声掛けによく反応するようになっていた）に合わせたものでした。

発語頻度の増加に伴い、発語の反応トポグラフィーが、正確でなくても、その場の文脈に適合していれば、強化操作を続けました。例えばあいちゃんの発語「ハーデー」（混ぜて）に対して、発音の修正、訂正は一切していません。発語頻度の方を重視したからです。発語が高頻度で続けば、構音の明瞭度は自動的に改善が進むためです。

さらに、ことばが社会的行動である以上、遊戯室だけでの発声、発語では意味がありません。家族も来所当初から、発語を強化する強化メディエーターとしての役割を担えるように、遊戯室での指導者の指導を観察し、スーパーバイザーのさくま先生から、日常でのさまざまな助言を受けました。

あいちゃんは、遊戯室で感覚的な遊びからお母さんの家事行動そのままに、お料理、お掃除、お洗濯の遊びが続きました。ご両親はそれを可能な限り受容し、冷蔵庫はあいちゃんに全面開放の状態だったそうです。

指導場面での強化随伴性はそのまま家庭でも維持されました。つまり、人の応答が発語の強化子となるためには、日常場面でも強制・指示をできるだけ控えてもらう必要がありました。記録を拝見すると、実に忍耐強くやっていただいたことがうかがえます。

現在のあいちゃん

あいちゃんは、その後も継続して相談室に来ています。小学校、中学校といろいろな問題がありましたが、その都度さくま先生にご相談をされて対処しました。そして現在、特別支援学校の高等部に在籍し、隔週で相談室に来ています。それは、問題があるからではなく、あいちゃんが相談室に来るのを楽しみにしているからです。出かける前には、お父さんの用意が遅いと「オトウサン、ネテイルバアイジャナイデショ」と言ったり、「オカアサン、ワスレモノナイノ?」と声をかけたりします。

あいちゃんの言語発達は、お母さんのことばをお借りすれば、「こんな口の悪い自閉症児は知りません」と言われるほどにおしゃべりになっています。ケンカになると「クソババー、アイチャンハ、イエヲデテイキマス」と言ったり、一般の中学生・高校生となんら変わらないレベルのやりとりをするほどになっています。お母さんと一緒に買い物に行けば、一人で「○○ハドコデスカ?」と店員に聞く社会性もあり、欲しいものがあると、お母さんがレジに来るのを待っていて、直前にレジカゴにすっと商品を滑り込ませるのだそうです。「物を買ってもらう策略には困ります」とお母さんはおっしゃいます。

相談室では、持ってきたカレーせんべいを皆に配って一緒に食べたり、遊びの邪魔をする小さな子にもことばで注意します。実習の大学生やスタッフを相手のゲームでは、負け知らずです。ところが最近、彼女ばかりが勝つと、三度に一度の割合でわざと負けるようになった、とスタッフの一人が言うのです。意識してのことかどうかを確認する方策を、スタッフ間で頭を悩ませているところです。ゲームが苦手な私には、「右ボタン、赤押して」と厳しく(?)教えてくれながら、グループで勝ち負けを競い、『あなたは第三回スターアタック決定戦に優勝したことを表彰します』という自分で書いた表彰状を作りました。また勝負の結果、負けたチームに罰ゲームでものまねをさせ、それをビデオカメラに記録して自分で編集します。DVDや動画サイトを見たり、スマホでAKB４８の新曲の検索もします。絵を描くのも好きで、女の子を沢山描いて、難しい漢字の名前（例えば愛羅）をつけ（漢字は自分で調べて覚えました）、人形の服を手縫いで縫って遊びます。

特別支援学校高等部では役員に立候補し、行事で挨拶ができるほどですが、欠席することも多いようです。現在、不登校が続いています。好きなことへの集中力は療育園の頃から変わらないため、学校で、とても細かい刺繍に集中している時など、「時間だよ。終わりにして」と言われると今でも嫌なようです。ただ、集団が全て嫌いなわけではなく、デイサービスには喜んで行き、好きなDVDに時間制限を加えられてもがまんできるようになりました。

さくま先生は、

「大人の指示・命令に素直に従ういい子が一番幸せとは思いません」

とお母さんに話します。

「きちんと自己主張できることは大切だと思いますが、作業所などに入って、問題なくやっていけるかどうかが心配です」

お母さんは答えられました。

言語発達が進む原動力は強力な自己主張なので、これまで可能な限りあいちゃんのわがままを受け入れてきました。しつけは可能な限り後回しにしてきました。

さて、あいちゃんはどのようにわがままになったでしょうか？

お母さんが言っています。

「家庭で、これだけはやめてほしいと思うような困ることは全くありません」

今のあいちゃんは大好きなお母さん、お父さん、お兄ちゃんに囲まれ、大好きなことを目一杯に集中でき、幸せいっぱいの中にいます。

これからの課題は、貨幣経済社会で生きていくために、お金に対する意欲、お金の蓄積でより大きな願望の成就、お金は自分だけでなく他者をも喜ばせることができるなど、お金のマネージメントができるようになることです。家事のお手伝いをして、算数のドリルをして、お小遣いを手に入れ、大好きなゲームソフトを購入するという訓練に取りかかっています。しかし、レジで待ち構え、欲しいものをすっとレジカゴへ滑り込ませるなどの巧妙な手口に知恵負けしていて、うまくいっていません。

二月現在、彼女の懐にはお年玉がまだたっぷり残っていて、マネーのマネージメント指導は小休止状態です。

最後に、あいちゃんは自分の未来について、

「タレントの学校に行きたい。デイケアのスタッフになりたい」

とお母さんに話しています。

あいちゃんの夢が叶う未来になってほしいと心から願っています。

鳴くまで待とうホトトギス

「数語ほどの発語が出て、その後消失するという話を過去にいくつも聞かされました。

意味のあることばが子どもの口から出た時の親の喜びは大変なものです。

――ことばが聞きたくて子どもに発語を催促、誘導、強制してしまう。学習、練習のつもりで、発語の催促をしてしまう。子どもの方は何を求められているかはわかるが、発声というものはこの段階では思い通りにならない。子どもは求めに応じようとして大きな苦痛を強いられる。回数が重なると、発声の随意コントロールが困難になってしまう。話せなくなってしまう――

このように想像して、単語を自発するようになった段階で、家族はもちろん、通っている施設や保育所、幼稚園、頻繁に顔を合わせる親戚知人全てに、発語催促の厳禁指令を出しています。この厳禁指令を出すようにして以来、数十年間、私たちはことばの消失事例を１件も出していない。

語彙数が50個を超えるまでは、“鳴くまで待とうホトトギス”に徹する期間にしています。

あいちゃんの場合もご両親は忠実にホトトギスをを守って下さいました」――さくま

さいごに

あいちゃんのご家族が来られる前に、多くの子どもたちとの出会いがありました。とても障害の重いR君は、砂場と水場を行ったり来たり。その間で、背中をさすり、くすぐって、一緒に水遊び、砂遊びをしました。相談室に来るたびに、ランドセルを隠せと怒ったT君とは、噴水に一緒に入りました（ごめんなさい……。本当は大人は入ってはいけない規則ですが、走り出したT君を追いかけて、私も入ってしまいました）。笑い声がたくさん出ていました。遠くから通ってくれたNちゃんは、電車の網棚に上がってしまい、お母さんは本当に大変だったようです。相談室でも高いところにばかり行くので、私もついて行くのにおおわらわでした。それでも少しずつことばが出ると、お母さんと一緒に喜びました。電車遊びが大好きなK君とは、相談室で何度も何度も電車を走らせ、電車の名前を教えてもらいました。おんぶが大好きなS君はどんどん大きくなって、体重が四〇kgにもなっていましたが、ニコニコ顔を見たくて、私たちも頑張っておんぶしました。

多くの子どもたちとご家族が相談室に来られ、子どもたちが変わっていくのを見ながら、ずいぶん励まされました。それでも、ついつい、子どもたちに口出しをして、さくま先生にやんわり注意されることもありました。

さくま先生からのお話を聞き、子どもたちと一緒に遊ぶ中で、私自身の子育ても他の方とは違ったものになりました。

保育園の先生から、私の子どもが、「運動会のダンスで皆と違うことをします」と注意されると、「ありがとうございます。ほっておいていただいて結構です」と常識はずれな返事をし、本番で、好きなように、楽しそうに踊るわが子を見て「すごい、すごい、好きなようにしている」と誇らしかったものです。やりたいと言ったことはできるだけさせ、好きなことが見つかるように、いろいろな経験をさせました。「勉強してね」と言わないので、「どうしてうちの家は他の家のように、一〇〇点取ったらおもちゃ買ってあげるとか言わないの？」と子どもが聞いたこともありました。今、その子どもたちも大きくなり、好きなことを仕事にしようとしています。これからも、自分らしい人生を歩んでいってくれると思います。

フリーオペラント法で学んだこと、そして、子どもたちと過ごせたことは、私の人生にとって最高の宝物になっています。

現在の一番の課題は、私たちの前に大きく立ちはだかる〝しつけが重要〟という社会の壁です。数十年以上も前になります。世間に、粉ミルクの方が母乳よりもベターだという常識がはびこっていました。粉ミルクで育つ新生児の方が、母乳の新生児よりも体重、身長が上回るというデーターが示され、みんながそれを信じました。かなりその期間が長く、そうするうちに、新生児の死亡率、免疫抗体、運動機能の発達などのデータでは逆転することがわかり、世間は一気に母乳讃美に傾きました。

〝しつけが重要〟に、コペルニクス的転回がいつ来るのだろうと、待ち望んでいます。

この本の完成にあたり、多くの方々のご協力をいただきました。私の拙い文章を何度も訂正、修正して頂いた佐久間先生はもちろん、発達記録の開示許可、お家の様子まで教えて頂いたあいちゃんのご家族、先生へのご質問の使用許可を快諾してくださった保護者の皆様、お忙しい中、ご協力いただいたキリスト教ミード社会館相談室スタッフの小野さん、酒井さんに心から感謝申し上げます。

引用文献

久野能弘・桑田繁（一九八八）「フリーオペラント技法による自閉症児の言語形成、その2」、上里一郎（編）『心身障害児の行動療育』同朋社

藤原義博（一九九〇）「我が国の自閉症児に対する行動療法」、高木俊一郎（編）『行動療法ケース研究第Ⅷ集　自閉症児の行動療法』岩崎学術出版社

佐久間徹（一九七八）「自閉症児のオペラント療法における強化子の問題」梅花女子大学文学部紀要 Vol.15

佐久間徹（一九八八）「フリーオペラント技法による自閉症児の言語形成―構音困難を伴う自閉症児に対するワン・サウンド・センテンスの試み―（その1）上里一郎（編）『心身障害児の行動療育』同朋社

佐久間徹（一九九〇）「フリーオペラント法の今後の問題」高木俊一郎（編）『行動療法ケース研究第Ⅷ集　自閉症児の行動療法』岩崎学術出版社

佐久間徹・久野能弘（一九八五）「自閉症児の言語形成に適用されるオペラント法」異常行動研究会（編）『オペラント行動の基礎と臨床：その進歩と展開』川島書店

佐久間徹（二〇一三）『広汎性発達障害児への応用行動分析（フリーオペラント法）』二瓶社

P．A．アルバート／A．C．トルートマン著　佐久間徹・谷晋二監訳・大野裕史（二〇〇四）『はじめての応用行動分析　日本語版第2版』二瓶社

ヴュノキュウアーS．著　佐久間徹・久野能弘訳（一九八四）『スキナーの言語行動理論入門』ナカニシヤ出版

装幀　森本　良成

著　者

石原　幸子　いしはら　さちこ

社会福祉法人キリスト教ミード社会館、心理相談室勤務を経て、現在、他機関に勤務。ミード社会館相談室でのボランティアを続けている。

佐久間　徹　さくま　とおる

1935年、北海道生まれ。関西学院大学文学部心理学科卒。同大学大学院満期退学。梅花女子大学教授、関西福祉科学大学教授を歴任。翻訳書に『一事例の実験デザイン』『はじめての応用行動分析』『スキナーの心理学』『タッチ』、著書に『広汎性発達障害児への応用行動分析（フリーオペラント法）』（いずれも二瓶社）などがある。

発達障害児の言語獲得
——応用行動分析的支援（フリーオペラント法）——

二〇一五年四月三〇日　第一版　第一刷
二〇一八年七月三一日　　　　　第二刷

著　者　石原　幸子／佐久間　徹
発行所　有限会社二瓶社
TEL　〇三―四五三一―九七六六
FAX　〇三―六七四五―八〇六六
郵便振替　〇〇九九〇―六―一一〇三一四
e-mail: info@niheisha.co.jp

印刷・製本　株式会社シナノ

万一、乱丁落丁のある場合は小社までご連絡ください。
送料小社負担にてお取り替えいたします。
定価はカバーに表示してあります。

Printed in Japan
ISBN 978-4-86108-073-9 C0211